나이를 되돌리는
뱃살
다이어트

Illustrations: Sachiko Watanabe
Model: Yurika Miyashita
Photographs: Shashinbiyori Photo Studio

1NICHI1PUN! SUWATTAMAMADE OK! ZURUIFUKKIN by Koichi Hoshino
Supervised by Eiko Azuma
Copyright © Koichi Hoshino, 2023
All rights reserved.
Original Japanese edition published by ASA Publishing Co., Ltd.
Korean translation copyright © 2024 by Health Chosun(vitabooks)
This Koean edition published by arrangement with ASA Publishing Co., Ltd., Tokyo,
through Imprima Korea Agency

한 번만 해도 사이즈가 줄어드는 초간단 복근 운동

나이를 되돌리는
뱃살
다이어트

비타북스

초간단 복근 운동이란?

"하루에 1분!"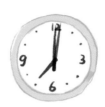

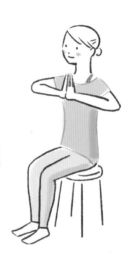

"의자에 앉아서도 가능해요!"

"운동을 싫어해도 괜찮아요!"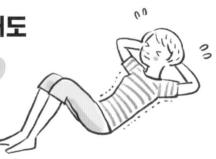

"누구나 무리하지 않고 단련할 수 있어요!"

믿기 어려울 만큼
간단한 복근 운동입니다!

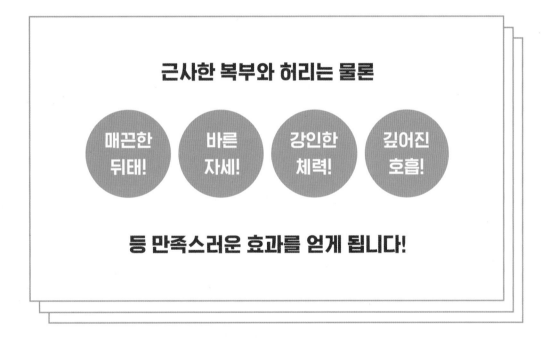

근사한 복부와 허리는 물론

| 매끈한 뒤태! | 바른 자세! | 강인한 체력! | 깊어진 호흡! |

등 만족스러운 효과를 얻게 됩니다!

당신도 누구나 부러워할 만한 복근을 만들 수 있다!

"여러분은 복부가 마음에 드나요?"

이 질문에 "네. 마음에 들어요!"라고 당당하게 말할 수 있는 사람이 얼마나 될까요. 젊었을 때는 조금만 노력하면 금방 뱃살이 빠지지만 나이가 들수록 뱃살은 점점 빼기가 어려워져요. 배가 나와서 달라붙는 옷을 피했던 경험이 누구나 있을 거예요.

그럼에도 자포자기 상태로 지내는 경우가 적지 않아요.
왜 그럴까요? 뱃살을 빼는 일이 꽤 힘들다고 생각하기 때문이에요. 식사 조절뿐만 아니라 매일 규칙적으로 복근 운동을 해야 하는데 상당한 의지와 시간이 없으면 어려워요. 운동을 하자고 해놓고선 생각보다 힘이 들고 많은 시간이 소요돼서 작심삼일로 금세 포기하기 일쑤죠. 또, 나이 들어 생긴 뱃살은 빼기 힘들다는 편견이 있어요. 저에게 찾아온 수많은 중년 여성과 남성은 뱃살이 가장 문제라고 토로했어요.

하지만 힘들지 않은 복근 운동이 있다면? 거짓말처럼 하루 1분이면 뱃살을 빼고 누구나 부러워할 만한 멋진 복근을 만들 수 있다면요.
저는 29년간 약 20만 명이 넘는 사람들을 마사지하고 골격을 바로잡으면서 다양한 근육 트레이닝 연구에 몰두해왔습니다. 이제껏 쌓아온 경험과 지식을 활용해서 현

재는 '근육 활동 어드바이저'로 활약 중인데요. 신체를 움직일 때 생기는 즐거움과 기쁨을 되도록 많은 분이 누리도록 간단하고 효과적인 근육 트레이닝을 만들어 소개하고 있습니다.

초간단 복근 운동이 탄생한 계기는 어느 날 아내가 무심코 했던 말 한마디에서 비롯되었어요.

"간단히 '이것만 하면 된다'는 운동이 있으면 해보고 싶어. 그런 운동을 통해 안 좋은 컨디션을 바로잡고, 뱃살도 뺄 수 있다면 얼마나 좋을까?"

'아니, 그렇게 편안한 트레이닝이 있을 리가 없잖아.
건강한 몸과 날씬한 몸매는 식사 조절과 열심히 운동을 해야만 얻을 수 있다고!'
처음에는 이렇게 생각했습니다.
하지만 저 자신이 근육 트레이닝으로 허리디스크를 극복했고, 심지어 날씬해지기까지 했으니 '없다면 만들어보자!'고 결심했어요. 그 후 방법을 개발하기 위해 연구에 몰두했습니다.

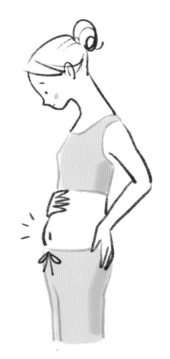

이렇게 29년간의 운동 경험과 임상 지식을 활용해 누구나 쉽게 할 수 있고, 뚜렷한 효과도 보게 되는 '초간단 복근 운동'을 만들었습니다.

실제로 아내에게 이 운동을 하게 했더니 효과가 눈에 띄게 나타났어요. 겨우 3개월 만에 허리둘레가 무려 6cm나 줄었습니다! 기적처럼 몰라보게 몸이 달라졌어요.

게다가 운동을 싫어했던 아내는 근력이 생겨서 이제는 움직이는 일에 재미가 붙어 등산과 조깅을 하기 시작했어요. 컨디션이 나빠지는 일도 없고, 나이가 들어도 오히려 나날이 건강해지고 있습니다.

그 후 많은 사람에게 초간단 복근 운동을 전수했어요. 다들 아내처럼 복부 주변이 날씬해지고 체력이 좋아졌으며 뒤태가 매끈해지는 등 다양한 효과를 보았습니다.

여러분도 날씬한 배와 잘록한 허리를 만들 수 있어요. 멋진 복근을 만드는 게 결코 어렵거나 힘든 일이 아니에요!

의자에 앉아서 하루에 1분만 초간단 복근 운동을 해도 2~3개월이면 허리둘레가 무려 10cm가 줄어드는 경험을 할 수 있습니다.

체력에 자신이 없고, 운동을 싫어하고, 살면서 복근 운동을 해본 적은 없지만 날씬한 허리 라인을 갖고 싶으신가요?

그렇다면 꼭 초간단 복근 운동을 시도해봐야 합니다.

초간단 복근 운동은 상상 이상으로 간단하고 쉬울 뿐만 아니라 노력한 이상으로 효과가 나타납니다.

초간단 복근 운동은 긴 시간이 필요 없어요. 특별한 준비물도 필요 없어요. 쉽기 때문에 대단한 인내심이나 의지력을 발휘하지 않아도 돼요.

하루에 1분, 의자에 앉아서도 멋진 복부를 만들 수 있습니다.

여러분도 지금 당장 도전해보시기 바랍니다.

- 호시노 고이치

복부 지방
자가 진단 TEST

다음 중 어느 하나라도 해당된다면 초간단 복근 운동을 시작해야 합니다.

- ☑ 군살이 너무 많다
- ☑ 허리가 잘록하지 않다
- ☑ 아랫배가 볼록 나와 있다
- ☑ 뱃살이 층을 이루고 있다

이 책의 사용법

이 책은 초간단 복근 운동을 소개하고, 누구나 즐겁게 따라 할 수 있도록 실제 초간단 복근 운동 레슨 프로그램에서 하는 동작을 그대로 실었습니다. 처음 하는 분들도 어렵지 않도록 운동별로 QR코드를 수록해 동영상으로 안내하고, 동작별로 Tip을 담아 자세히 설명하고 있습니다.

책 처음에 소개하는 Basic Set를 먼저 익힌 후 Chapter3에서 소개하는 다양한 복근 운동을 경험해보세요.

Basic Set

운동을 시작하기 전에 기본기가 되는 동작을 알려줍니다. 가장 먼저 익혀보세요.

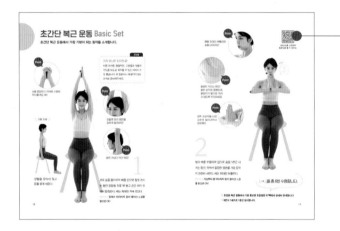

QR코드 수록

동영상으로 운동을 배울 수 있도록 QR코드를 수록했어요.

체간 풍선 호흡법

초간단 복근 운동을 할 때 항상 해야 하는 것이 '체간 풍선 호흡'이에요. 한눈에 보고 따라 할 수 있도록 일러스트를 넣었어요.

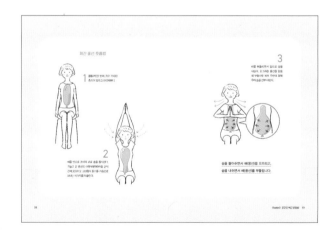

초간단 복근 운동의 원리와 효과

쉬운 동작으로 눈에 띄는 효과를 경험하고 놀라워하시는 분들의 이해를 돕기 위해 초간단 복근 운동의 원리와 효과, 신체의 근육 등을 차근차근 설명했어요.

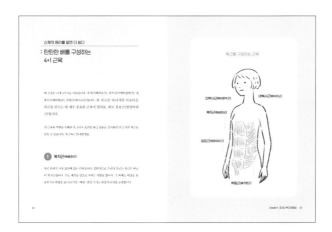

6가지의 다양한 초간단 복근 운동

원리와 설명이 지루한 분들은 Basic Set을 익히고 바로 Chapter3으로 넘어가서 본격적인 동작을 배워보도록 해요. 다양한 6가지의 운동이 준비되어 있습니다.

Point lesson

혼자서도 올바른 자세를 잡을 수 있도록 발목의 각도, 몸의 방향 등을 세심하게 알려줘요..

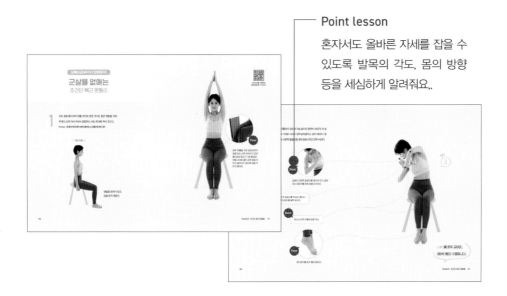

Contents

Chapter

1 초간단 복근 운동이란?

Chapter 2 초간단 복근 운동의 다양한 효과

Chapter 3 초간단 복근 운동법

Chapter
4 복부를 더 매끈하게 만드는 식습관

부록 | 초간단 복근 운동 Q&A

초간단 복근 운동을 추천하는
3가지 이유

1

하루 1분이면 OK!

과연 하루에 1분만 해도 효과가 나타나는 운동이 있을까요? 바로 여기에 있습니다. 믿기 어렵겠지만 초간단 복근 운동은 하루에 1분, 1세트만 해도 효과가 나타납니다.

바빠서 시간이 없는 사람, 다이어트나 근육 트레이닝을 꾸준히 하기 어려운 사람도 가능한 운동입니다. 다른 다이어트나 운동에 실패했다고 해도 초간단 복근 운동은 반드시 성공할 수 있습니다. 오랜 시간과 큰 노력이 필요하지 않습니다. 무엇보다 아주 짧은 시간으로도 눈에 띄는 효과가 나타납니다. 하루에 단 1분만 시간을 투자해보세요.

회사를 다니느라 따로 시간을 내기 어려운 사람, 아이를 키우느라 운동 시간을 따로 할애하기 부담스러운 사람 등 운동을 하기에는 여유가 없는 사람들 모두에게 추천합니다.

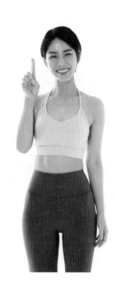

2

의자에 앉아서도 할 수 있다!

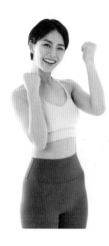

대부분의 시간을 회사 의자에 앉아 있어서 운동을 하기 어렵다고요? 초간단 복근 운동은 장소에 구애받지 않는 운동입니다. 놀라지 마세요! 심지어는 의자에 앉아서도 할 수 있습니다.

혹시 요통이나 허리 통증 때문에 운동하기가 꺼려졌나요? 초간단 복근 운동은 윗몸일으키기 같은 복근 운동을 하면 목이나 허리에 통증이 생기는 사람도 도전해볼 수 있는 운동입니다. 일상생활 중 의자에 앉아서도 가능한 운동이라니 매력적이지 않나요?

무엇보다 회사에서 잠시 짬을 내서 할 수 있으니 이보다 좋은 생활 밀착형 운동이 없습니다. 습관만 들인다면 틈날 때마다 할 수 있는 좋은 운동이에요.

3

근력이 없어도 괜찮다!

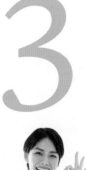
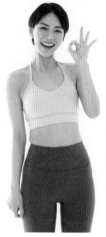

혹시 운동이 어려워서 시작하자마자 포기했던 경험이 있나요? 초간단 복근 운동은 운동에 재능이 없는 사람도 어렵지 않게 할 수 있어요. 배에 근육이 하나도 없어도 가능한 운동입니다. 근력이 없으면 누워서 상반신을 한 번에 일으키기가 어렵죠.

하지만 초간단 복근 운동은 운동 초보자도 가능할 수 있도록 간단한 동작과 호흡법으로 구성됐어요. 따라서 나이와 성별 상관없이 누구나 쉽고 효과적으로 복근을 단련할 수 있습니다.

초간단 복근 운동 Basic Set

초간단 복근 운동에서 가장 기본이 되는 동작을 소개합니다.

의자 하나만 있으면 끝!

어떤 의자든 괜찮지만, 고관절과 무릎의 각도를 90도로 유지할 수 있는 의자가 가장 좋습니다. 또 등받이나 팔걸이가 없는 의자로 준비해주세요.

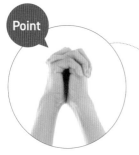

Point

손을 합장하기 어려운 사람은 깍지를 껴도 OK!

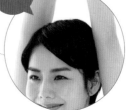

Point

양팔로 머리 옆면을 강하게 밀어내요!

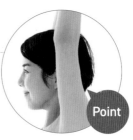

Point

팔은 귀보다 약간 뒤로!

\ 기본 자세 /

양발을 모아서 앉고,
등을 곧게 세운다.

코로 숨을 들이쉬며 배를 안으로 힘껏 조이는 동안 양팔을 위로 쭉 뻗고 손은 머리 위에서 합장한다. 배는 최대한 계속 조인다.

Perfect 등에서 허리까지 힘이 들어간 느낌을 받으면 OK!

1

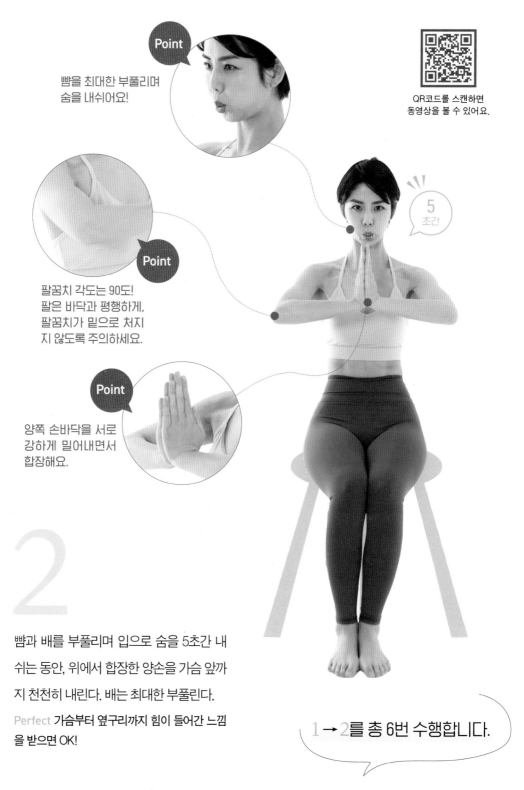

QR코드를 스캔하면
동영상을 볼 수 있어요.

Point

뺨을 최대한 부풀리며
숨을 내쉬어요!

Point

팔꿈치 각도는 90도!
팔은 바닥과 평행하게,
팔꿈치가 밑으로 처지
지 않도록 주의하세요.

Point

양쪽 손바닥을 서로
강하게 밀어내면서
합장해요.

5
초간

2

뺨과 배를 부풀리며 입으로 숨을 5초간 내
쉬는 동안, 위에서 합장한 양손을 가슴 앞까
지 천천히 내린다. 배는 최대한 부풀린다.

Perfect 가슴부터 옆구리까지 힘이 들어간 느낌
을 받으면 OK!

1 → 2를 총 6번 수행합니다.

∨ 초간단 복근 운동에서 가장 중요한 호흡법은 57쪽에서 상세히 안내합니다.
∨ 6번이 1세트로 1분간 실시합니다.

한눈에 보는 초간단 복근 운동
생생 후기

S씨 / 40대   ◀ 평생 시달릴 줄 알았던 요통이 사라졌어요.

10년 가까이 운동을 거의 하지 않았어요. 임신 후 만성적인 요통에 시달렸고 허리를 삐끗하기도 했습니다. 식사 조절을 통해 살을 빼려고 했으나 근육이 감소하고 몸이 냉해질 뿐이었어요.
하지만 초간단 복근 운동을 하면서부터 평생 시달릴 줄 알았던 요통이 사라졌고, 계단도 뛰어오를 수 있게 되었어요. 신기하게도 몸이 건강해지니 마음도 건강해졌어요. 지금은 활기찬 하루하루를 보내고 있는 중입니다.

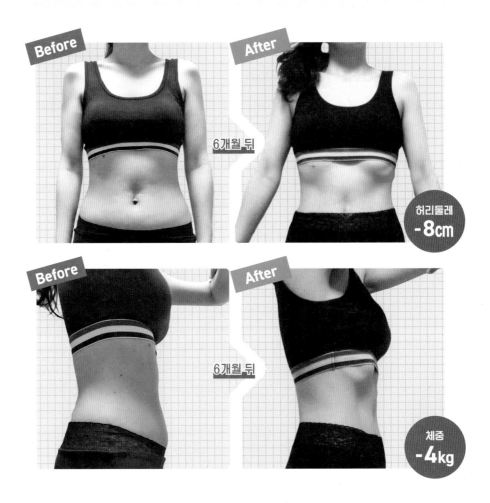

Before   After   6개월 뒤   허리둘레 -8cm

Before   After   6개월 뒤   체중 -4kg

노화의 상징과 같았던 뱃살, 이젠 안녕!

50대가 되자 다이어트를 해도 좀처럼 살이 빠지지 않았어요. 날씬한 몸매는 포기한 채 살았죠. 초간단 복근 운동을 접했을 때도 '복근이라니, 내겐 가당치도 않지'라는 생각이 앞섰어요. 하지만 막상 해보니 '이 방법이라면 나도 복근을 만들 수 있겠다!' 싶었습니다. '과연 이렇게 해서 배가 홀쭉해질까?' 반신반의하기도 했지만 꾸준히 초간단 복근 운동을 한 결과 서서히 복부 주변이 매끈해졌고, 가장 큰 고민이었던 볼록한 아랫배도 홀쭉해졌습니다.

이제 당당하게 허리 라인이 들어간 옷을 마음껏 입을 수 있어요. 나이가 먹어서 더 이상 살 빼기가 어렵다고 생각한 분들도 저처럼 뱃살과 이별할 수 있습니다. 노화의 상징과 같은 뱃살, 여러분도 뺄 수 있습니다!

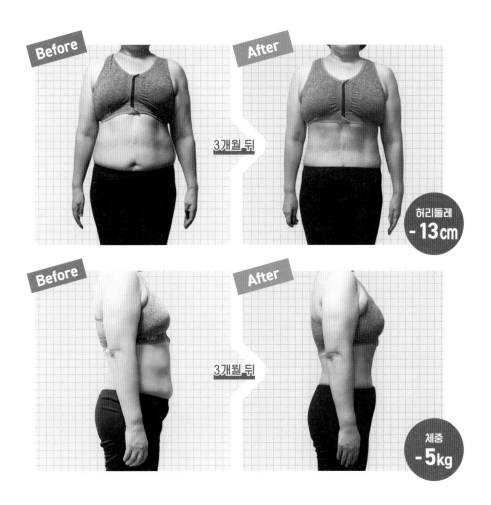

R씨 / 60대 ◀ **30년 전에 샀던 치마를 다시 입을 수 있어요.**

초간단 복근 운동을 시작하면서 복부 주변이 서서히 날씬해진다는 느낌을 받았어요. 체감 속도가 느려 처음에는 잘 몰랐지만요. 어느 날 문득 '어쩌면 배가 나와 입지 못했던 치마를 입을 수도 있겠는데?'라는 생각이 들었어요. 치수가 안 맞아 못 입게 된 30년 전 치마를 꺼냈는데 이제는 들어가더군요! 배에 11자 선도 희미하게 드러나기 시작했어요. 아주 만족합니다!

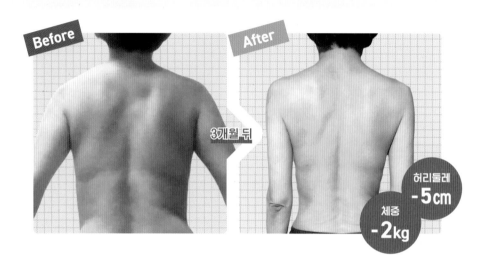

M씨 / 50대 ◀ **이제 더 이상 코르셋을 착용하지 않아요.**

저는 운동을 좋아하지 않고 몸도 뻣뻣해서 허리를 자주 삐끗합니다. 그래서 늘 코르셋을 착용했어요. 하지만 초간단 복근 운동을 시작하고 나서부터는 복부 주변에 '천연 코르셋(근육)'이 생겼습니다. 이제 더 이상 코르셋은 착용하지 않아요. 스스로 몸의 변화를 실감할 수 있어서 정말 뿌듯해요. 결코 어렵지도 않고 누구나 할 수 있는 초간단 복근 운동을 여러분에게도 추천해요.

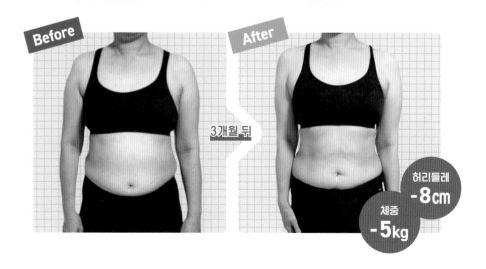

만성 요통과 변비가 사라지니 몸이 가벼워요.

초간단 복근 운동을 시작하면서 가장 두드러지게 나타난 변화는 변비와 요통이 없어진 거예요. 심각할 때는 일주일 내내 변을 보지 못했습니다. 지금은 쾌변으로 몸이 제법 가벼워졌어요! 일주일에 3번 마사지 치료를 받아야 할 정도로 아팠던 허리 통증도 완화되어 치료받는 횟수가 줄었습니다. 만성 요통까지 줄여주는 초간단 복근 운동, 여러분도 기적 같은 체험을 해보시길 바랍니다.

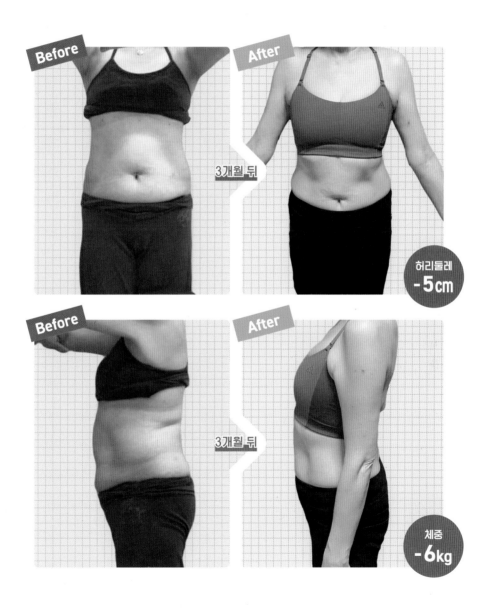

Before After

3개월 뒤

허리둘레 -5cm

Before After

3개월 뒤

체중 -6kg

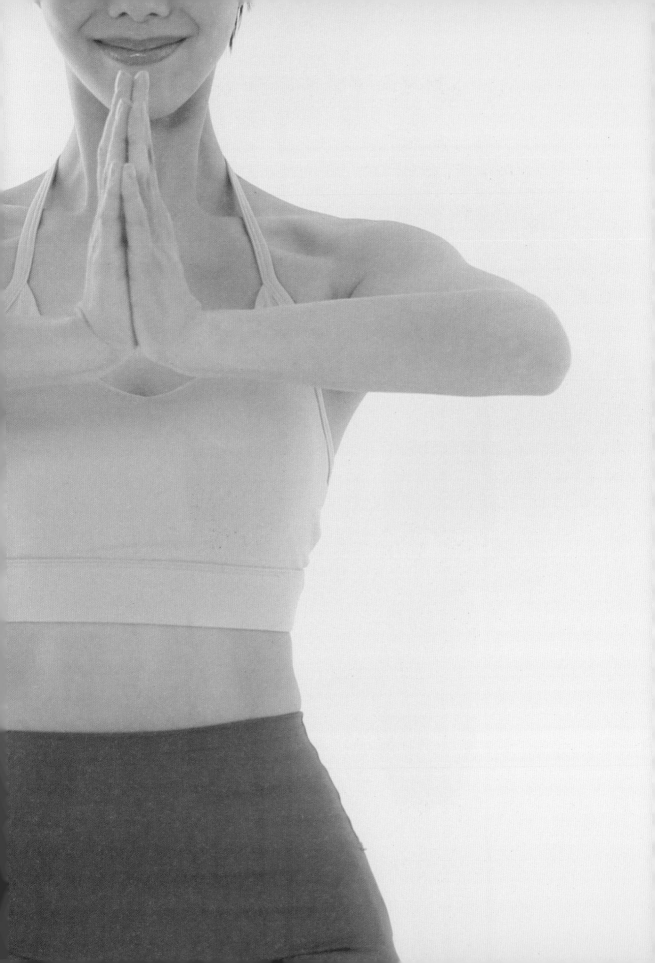

초간단
복근 운동이란?

: '탄탄하다'와
'살이 빠지다'의 차이점

1 살이 빠진 것과 탄탄한 몸은 다르다고요?

한 가지 질문을 해보겠습니다.

"'탄탄하다'와 '살이 빠지다'의 차이점을 무엇이라고 생각하나요?"

이 두 단어는 뜻이 비슷하지만 같지는 않습니다. '탄탄하다'는 주로 몸에서 처진 부위가 사라진 상태를 뜻해요. '살이 빠지다'와 뜻이 조금 다릅니다.

좀 더 자세히 살펴볼게요. '살이 빠지다'는 체지방이 줄었다는 뜻이에요. 극단적으로 식사를 조절하면 체중이 눈에 띄게 줄어들기도 해요. 이때는 근육마저 분해되면서 근육 감소 현상이 일어나기도 합니다. 그저 체지방이 줄었다고 기뻐할 일은 아닙니다. 다시 먹는 양이 늘어난다면 요요 현상이 일어납니다. 일시적으로 살이 빠졌다가 요요 현상으로 금세 몸무게가 늘어나는 경험은 누구나 해봤을 겁니다. 그렇다면 요요 현상 없이 다이어트를 할 수는 없을까요?

답은 신진대사에 있습니다. 근육을 제대로 키워서 대사를 높이고, 체지방을 서서히 떨어뜨리면 요요 현상이 오지 않습니다. 즉 먼저 몸을 탄탄하게 만들어야 살이 빠져요.

운동을 하지 않으면 몸(특히 근육)은 중력에 굴복해 점점 아래로 처져요. 반면 운동으로 근육에 자극을 줘서 처진 살이 없는 몸을 '탄탄하다'라고 표현합니다.

이렇게 탄탄한 몸을 만들 때 필요한 운동이 바로 초간단 복근 운동이에요. 초간단 복근 운동을 할 때는 깊은 호흡을 효과적으로 실시하기 때문에 기초대사량이 높아집니다.

2　신진대사 활동을 높이려면 어떻게 해야 할까요?

신진대사는 우리 몸이 에너지를 생성하고 사용하는 모든 화학 반응을 의미해요. 몸 밖으로부터 섭취한 영양물질을 몸 안에서 분해하고, 합성하여 에너지로 변환해 사용하는 과정입니다. 따라서 신진대사가 활발하면 우리 몸은 더 많은 에너지를 사용하고 신진대사가 활발하지 않으면 적은 양의 에너지를 사용합니다. 신진대사 활동이 낮으면 섭취한 영양 성분을 몸에 차곡차곡 축적해서 체중은 늘어날 수밖에 없습니다.

그렇다면 신진대사 활동을 높이려면 어떻게 해야 할까요? 규칙적인 운동으로 근육량을 늘려야 합니다. 근육은 지방보다 더 많은 칼로리를 소모하므로 근육량을 늘리면 신진대사 활동을 높이는 데 도움이 됩니다.

왜 복부에는
군살이 붙기 쉬울까?

1 **뱃살의 주요 임무는 내장 보호!**

어느 대기업 음료 제조 업체에서 '신체 중 가장 신경 쓰이는 부위'에 대해 설문 조사를 실시한 결과 남녀 모두 1위로 꼽은 부위가 바로 '뱃살'이었습니다. 여러분도 스스로에게 질문했을 때 답이 다르지 않을 거예요.

왜 복부에는 군살이 잘 붙는 걸까요?

명확한 이유가 있습니다. 신체에서 복부만 '뼈'의 보호를 받지 못하기 때문입니다. 뼈가 없으니 배는 복근으로 내장을 보호할 수밖에 없어요.

복근이 없으면 외부에서 가해지는 충격이나 차가운 것으로부터 내장을 보호하지 못합니다. 결과적으로 몸은 복근 대신 '어쩔 수 없이' 지방으로 내장을 보호해야 하는 상태가 됩니다.

특히 여성은 차가운 것에 약합니다. 중요한 내장인 자궁을 지켜야 한다는 방어본능으로 인해 남성보다 배에 지방이 더 쉽게 붙어요.

기억하세요! 배에 지방이 붙지 않게 하려면 먼저 복근을 단련해야 합니다. 복근을 탄탄하게 만들면 배 주변의 군살이 줄어들고 몸 전체가 날씬해지기 시작해요.

어떤가요? 몸의 구조를 알게 되니 '복근을 키워야겠다!'는 의욕이 샘솟지 않나요?

2 나이가 들수록 뱃살이 더 쉽게 붙는 이유

나이가 들수록 뱃살이 더 잘 붙는다고 느낀다면 기분 탓이 아닙니다. 여성이든 남성이든 나이가 들수록 에너지 소모량이 줄어드는데요. 보통 기초대사량은 20대 초반에 최대가 되고 10년마다 2%씩 감소한다는 통계가 있습니다.

게다가 여성은 갱년기에 접어들면서 내장지방이 쌓이는 걸 억제하는 호르몬인 에스트로겐이 줄어듭니다. 따라서 젊었을 때와 똑같이 먹었는데도 금세 뱃살이 는다는 느낌을 받을 수 있어요.

미리 겁먹지 말고 도전

: 기존 복근 운동과
다른 점

1 　윗몸일으키기가 안 돼도 도전 가능한 운동

복근을 키우는 게 말처럼 쉽지는 않아요. 흔히 복근 운동이라고 하면 익히 알고 있는 윗몸일으키기 운동을 떠올립니다. 바닥에 누워서 무릎을 세우고 양손은 머리 뒤에서 깍지 낀 상태로 상반신을 일으키는 동작이에요.

윗몸일으키기 동작은 배에 근육이 없으면 상반신을 일으키기가 어렵습니다. 자칫 무리하다가는 목과 허리에 통증이 발생할 수도 있어요. 복근을 단련하고 싶어도, 복근이 없으면 시도하지 못하는 꽤 어려운 운동입니다.

하지만 초간단 복근 운동은 복근의 힘이 거의 없는 상태에서도 가능해요. 의자에 앉아서 호흡과 함께 간단한 동작만으로도 누구나 복근을 만들 수 있습니다. 기존의 복근 운동을 열심히 하던 사람이라면 방법은 간단한데 효과는 어마어마하다고 느낄 거예요. 그래서 '초간단 복근 운동'이라는 이름을 붙였습니다.

초간단 복근 운동은 이름처럼 전혀 어렵지 않아요. 게다가 하루에 1분만 꾸준히 해도 허리둘레가 눈에 띄게 줄어듭니다. 복부만 매끈해지는 게 아니라 등도 날씬해지고, 새우등 자세를 바로잡을 수도 있어요. 허리 통증이 없어지고 자세가 좋아지는 등 다른 효과도 함께 따라옵니다.

초간단 복근 운동은 기존의 복근 운동이 힘들어서 못했던 사람들, 허리디스크나 목 디스크로 운동을 하기 어려웠던 사람도 성공할 수 있는 트레이닝입니다. 상상 이상으로 간단하면서도 뚜렷한 효과에 깜짝 놀랄 거예요.

2 P씨의 이야기

만성 요통이 있는 사람이 저를 찾아오는 일은 잦습니다. p씨도 요통을 호소하며 저를 찾아왔는데요. p씨에게 초간단 복근 운동을 설명해주었습니다. 하지만 p씨는 이미 윗몸일으키기나 다른 운동으로 몸의 통증이 심해졌던 경험을 했던 터라 미리 겁을 먹었어요. 저는 초간단 복근 운동을 시범 보이며 정말로 한 번만 해봐도 그 효과를 알 수 있다고 재차 설득했고 p씨는 마침내 초간단 복근 운동을 따라 하게 되었어요. 놀랍도록 힘이 들지 않고 어렵지 않다는 걸 알게 된 p씨는 그 뒤로 저와 함께 초간단 복근 운동을 꾸준히 수행했고 요통이 사라졌습니다. 더불어 지금은 날씬한 복부를 갖게 되었답니다.

⦂ 겉 근육과 속 근육을 동시에 자극하는 복근 운동

1 ▶ 우락부락한 근육이 아니라 매끈한 근육을 원한다면

지금까지 날씬한 배를 만들기 위해 기존의 복근 운동을 해온 분들이라면 이런 생각을 해봤을 겁니다.

'아무리 노력해도, 좀처럼 효과가 나타나지 않네.'

사실 여러분이 원하는 배와 허리 라인을 만들기는 어렵습니다. 보통의 복근 운동으로는 겉 근육만 단련되기 때문입니다.

겉 근육은 피부 표면에 있는 근육을 말해요. 겉 근육만 단련하면 복근이 커지고 두께가 두꺼워집니다. 그래서 배가 탄탄해지는 정도를 넘어서 우락부락한 느낌마저 듭니다. 우리가 원하는 복근은 이런 모습이 아닙니다.

복부 주변을 아름답고 탄탄하게 가꾸려면 겉 근육과 속 근육을 모두 단련해야 해요.

초간단 복근 운동은 상반신 동작과 독자적인 호흡법을 구성해서 만든 운동이에요.

그래서 겉 근육은 물론 속 근육까지 동시에 자극을 줍니다.

따라서 짧은 시간 내에 복부 주변이 탄탄해져요. 실제로 초간단 복근 운동을 1분만 해도 허리둘레가 1~3cm는 줄어드는 효과가 나타났습니다. 이 운동을 해본 많은 사람들은 기대했던 것보다 빠른 효과에 자극을 받아 더 열심히 했습니다.

여러분도 매일 꾸준히 하면 멋진 복부 라인을 만들 수 있어요!

2 그럼에도 꾸준히 하기 어려울 때

아무리 1분이라도 매일매일 꾸준히 하는 건 어려울 수 있습니다. 그래서 하루에 규칙을 만들어놓는 것이 중요해요. 예를 들어 '출근하자마자 1분은 무조건 초간단 복근 운동을 한다.' '점심을 먹고 의자에 앉으면 바로 초간단 복근 운동부터 한다.' 등 하루 중에 규칙을 만들어보세요. 규칙을 세우고 무의식중에 매일매일 하다 보면 어느새 꾸준히 하고 있는 자신을 발견할 수 있을 거예요.

다이어트의 성공은
수면 시간과 비례한다

세계적인 평균 수면 시간보다 한국인은 약 1시간 정도를 적게 잔다고
합니다.

적당한 수면이 건강에 좋다는 사실을 어렴풋이 인식하고 있어도, 수면
이 다이어트와 근사한 몸매를 만들 때 중요하다고 생각하는 사람은 드
뭅니다.

다이어트를 할 때 수면은 매우 중요한 역할을 합니다. 컬럼비아
대학교의 수면과 비만에 관한 연구 보고에 따르면 수면 시간이 평균 5
시간인 사람은 7~9시간인 사람에 비해 비만 위험도가 50%나 더 높아진
다고 합니다. 또 수면 시간이 평균 4시간인 사람은 비만 위험도가 73%
나 올라간다는 연구 결과가 있습니다.

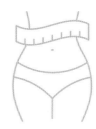

잠과 다이어트는 어떤 상관관계가 있을까요? 상관관계의 비밀은 호르몬에 있습니다. 수면 시간이 짧거나 늦은 시간까지 잠을 자지 않으면 식욕을 억제하는 '렙틴' 호르몬이 감소하고, 식욕을 높이는 '그렐린' 호르몬이 증가합니다.

심지어 수면 시간이 짧으면, 중성 지방을 분해하고 근육량을 늘리며 대사를 높여주는 성장 호르몬이 수면 중에 충분히 분비되지 않습니다. 이러한 이유로 수면 시간이 짧으면 살 찌기가 쉽고, 이상적인 몸매와 점점 멀어지게 됩니다.

날씬한 몸을 만들기 위해서는 운동과 균형 잡힌 식사도 중요하지만, 수면 시간도 충분히 확보해야 한다는 것을 잊지 마세요.

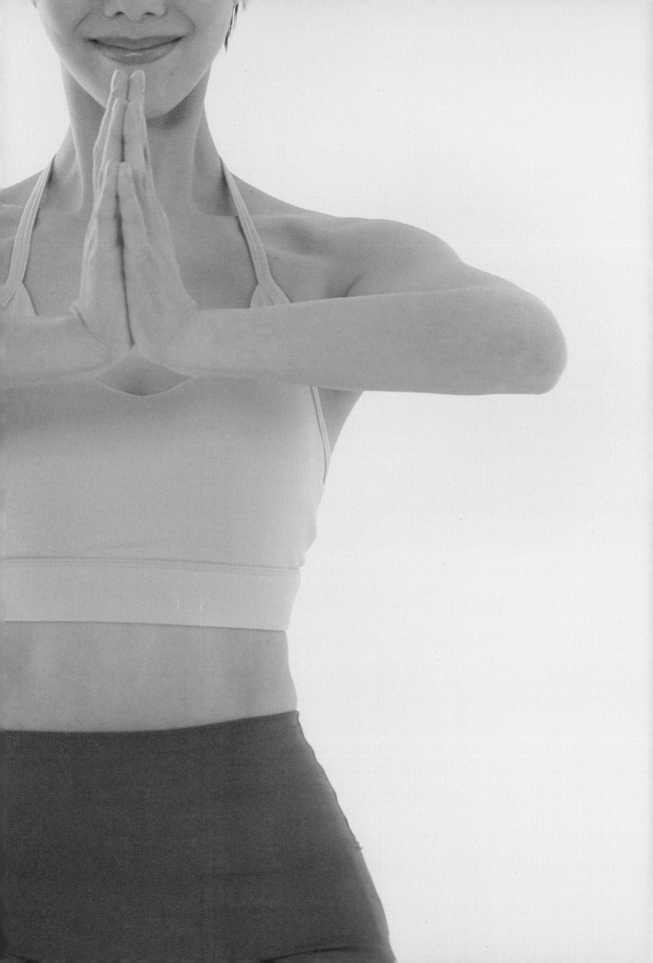

초간단 복근 운동의
다양한 효과

: 복근을 단련하면
건강해진다

초간단 복근 운동은 상반신 동작과 호흡법으로 구성된 트레이닝이기 때문에 6가지 효과를 동시에 얻을 수 있어요. 결과적으로 좀처럼 지치지 않는 몸을 만들 수 있습니다.

배 주변 근육은 신체의 중심에 위치합니다. 그중에서도 복근은 '서기', '앉기', '걷기', '달리기' 등 일상생활을 할 때 대부분의 동작에서 쓰입니다. 그래서 배 주변에 근력이 생기면 다양한 동작을 한결 편안하게 수행할 수 있고 웬만해선 지치지 않는 몸으로 바뀝니다. 복근을 단련하면 걷기나 달리기, 수영, 등산을 할 때도 신체 동작이 놀랄 만큼 원활해져요.

초간단 복근 운동의
7가지 효과!

Benefit 1 체간 근력이 강화된다

Benefit 2 새우등 자세가 바로잡힌다

Benefit 3 어깨 결림으로 인한 통증이 줄어든다

Benefit 4 허리 통증이 줄어든다

Benefit 5 살이 쉽게 빠진다

Benefit 6 혈액순환이 원활해진다

Benefit 7 호흡근이 단련된다

효과1 체간 근력이 강화된다

초간단 복근 운동으로 체간 근력을 기를 수 있습니다. 체간이란 팔, 다리, 머리를 제외한 몸통 부분을 뜻해요. 즉 '가슴', '배', '등', '허리'를 모두 지칭합니다.

탄탄한 배를 만들고 싶은 마음에 복근만 집중적으로 단련하는 방식은 현명한 방법이 아니에요. 배 주변을 매끈하게 만들려면 복부 외에 '허리'와 '등'도 가꿔야 하기 때문이죠.

초간단 복근 운동에서 다루는 일련의 동작은 등에서 허리, 가슴에서 복부로 이어지는 근육에 자극을 줍니다. 따라서 체간의 모든 근육이 단련되어 복부 주변이 매끈해져요.

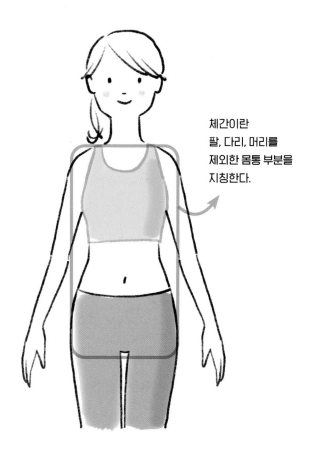

체간이란
팔, 다리, 머리를
제외한 몸통 부분을
지칭한다.

초간단 복근 운동만으로
체간의 모든 근육을 단련할 수 있다

1분만 해도 체간 근력이 모두 단련되는 운동이라니 놀랍지 않나요? 뱃살 따로 몸통 따로라고 생각하는 분들이 많은데요. 사실 몸통 근육이 단련되는 것과 뱃살이 빠지는 것은 다른 이야기가 아니에요. 우리 몸은 모두 연결되어 있기 때문이죠.

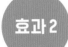 **효과 2** 　**새우등 자세가 바로잡힌다**

현대인들은 스마트폰이나 컴퓨터 사용을 오래 해서 자세가 안 좋은 경우가 많습니다. 무의식중에 고개를 숙이거나 등이 구부정한 자세로 일을 하기도 해요. 이렇게 안 좋은 자세로 생활하면 체간 근육이 줄어듭니다. 체간 근육이 줄어들기 시작하면 등이 구부정해지고 자세가 더 안 좋아지는 악순환으로 이어집니다.

상태가 심해지면 목뼈(경추)의 C자 커브가 없어져 일자목이 됩니다. 또 새우등 자세로 호흡이 얕아지면 어깨 결림, 요통, 자율신경 교란, 대사 기능 저하와 같은 증상이 나타나 쉽게 피곤해지고 실제보다 더 나이 들어 보이기까지 해요.

이런 새우등 자세도 초간단 복근 운동으로 바로잡을 수 있습니다. 팔을 최대한 올려서 등 근육을 늘이고 숨을 크게 들이쉬다 보면 목부터 이어지는 척추의 아름다운 S자 곡선이 되살아나고, 이를 유지하기 위해 자연스럽게 등 근육은 강화됩니다.
딱딱하게 뭉친 등에 유연성이 생기고 점차 새우등 자세가 바로잡힙니다.

어깨 결림으로 인한
통증이 줄어든다

어깨 결림이 생기는 원인 중 하나로 견갑골과 등 주변의 근막이 들러붙는 증상을 꼽을 수 있습니다. 어깨가 안으로 말린 자세가 계속 되면 목과 어깨, 등 근육이 뭉치고 견갑골이 등 근육에 들러붙게 됩니다.

결국 목과 어깨, 등이 딱딱해지면서 심한 어깨 결림과 두통, 팔 저림, 눈의 피로 등 다양한 증상으로 이어집니다. 이런 만성 통증은 약을 먹거나 마사지 시술을 받아도 좀처럼 낫지 않습니다. 그러면 어떻게 해야 할까요? 원인을 없애야지 증상이 완화됩니다. 견갑골과 등 주변의 근막을 풀어주면 자연스럽게 통증이 줄어듭니다.

초간단 복근 운동은 견갑골을 최대한 움직여 가동 범위를 크게 넓혀줍니다. 매일 꾸준히 실시하면 견갑골과 등 주변의 근막이 이완되고, 목과 어깨 주변의 혈액순환이 좋아져 어깨 결림을 근본적으로 해소할 수 있어요.

효과 4　허리 통증이 줄어든다

요통은 대체로 허리(복부 주변)의 근력이 약해져 몸을 지탱하지 못하면서 발생합니다. 특히 계속 서 있거나 앉아 있는 시간이 길어지면 허리 근육은 피로로 인해 경직됩니다. 이 상태가 지속되면 근육이 줄어들면서 야위고 가늘어져요. 결국 허리 근육으로 상반신 무게를 지탱하지 못하고 통증이 생기는 지경에 이릅니다. 게다가 걸을 때 발바닥으로 전해지는 충격을 허리가 견뎌내지 못하면 통증이 더 심해져요.

허리 통증을 그대로 방치하면 허리뼈(요추)에 부담이 가면서 추간판탈출증이 발생할 수 있습니다. 혹은 엉덩이에서 다리까지 이어지는 부위에 통증이 생기거나 저리게 되는 척추관협착증이 생길 수도 있어요. 상황에 따라서는 수술이 필요한 심각한 상태로 이어지기도 합니다.

하지만 초간단 복근 운동을 하면 체간 근력이 향상되어 자연스럽게 요통이 완화되고 심각한 병으로 이어지는 것을 막을 수 있어요. 요통으로 고생하던 많은 사람이 초간단 복근 운동을 매일 하고 나서부터 통증이 사라지거나 줄어들었습니다. 혹시 허리 통증이 있으시나요? 초간단 복근 운동을 따라 해보세요.

효과 5 살이 쉽게 빠진다

딱히 몸을 움직이지 않더라도 기초대사량을 높이면 살이 쉽게 빠져요. 기초대사량이 높을수록 소비하는 에너지가 많기 때문입니다.

특별히 건강에 신경 쓰지 않아도 살이 별로 찌지 않고, 약간의 운동과 식사 조절을 하면 금세 체중이 줄어들었던 어린 시절 경험이 누구나 있을 겁니다. 바로 어릴 때는 기초대사량이 높기 때문에 특별히 신경을 쓰지 않아도 날씬한 몸매를 유지할 수 있었던 거예요. 그러나 나이가 들면서 서서히 기초대사량은 떨어지게 되고 '예전처럼 먹었는데 왜 살이 찌지?' 하는 생각을 하게 돼요.

그렇다면 살을 빼고 날씬한 몸매를 유지하기 위해서는 기초대사량을 높이는 일이 시급합니다. 기초대사량을 높이려면 무엇을 해야 할까요?
다음 3가지가 필요합니다.

기초대사를 높이기 위한
3가지

1. 근육량을 늘린다

2. 유연성을 높인다

3. 깊은 호흡을 한다

초간단 복근 운동은 주로 상반신만 움직이는 운동이지만, 기초대사량을 높이는 3가지 조건을 충족합니다. 하나하나 안내해보겠습니다.

우선 근육량에 대해서 살펴볼까요. 초간단 복근 운동만 해도 근육량을 높이기에 충분합니다. 앞서 설명했듯 초간단 복근 운동은 체간과 양팔을 이용한 동작이 주를 이룹니다. 사람의 신체 중 체간과 양팔만 해도 근육량이 제법 많습니다. 따라서 초간단 복근 운동만으로도 기초대사를 올리는 데 필요한 근육량을 충분히 확보할 수 있어요.

두 번째로 초간단 복근 운동으로 유연성을 기를 수 있어요. 유연성을 기르고자 할 때 주목할 신체 부위는 두 팔이 몸통과 연결되는 큰 뼈인 견갑골인데요. **견갑골의 가동 범위가 넓을수록 살이 쉽게 빠집니다.** 견갑골 사이에 있는 갈색 지방세포는 지방을 태우고 에너지를 만들어내는 역할을 합니다. 견갑골을 움직이면 이 세포가 자극을 받아 지방이 쉽게 타들어갑니다. 그래서 상반신을 움직이는 운동만으로도 지방을 효과적으로 태울 수 있어요.

세 번째로 초간단 복근 운동 중에 실시하는 깊은 호흡도 주목할 부분입니다. 지방을 태우려면 산소가 필요해요. **힘껏 들이마셨다가 전부 내쉬기만 반복해도 산소가 대량으로 체내로 들어와 지방이 잘 탑니다.**
이처럼 초간단 복근 운동을 하면 근육량이 늘어나고, 몸이 유연해집니다. 또 깊은 호흡으로 기초대사량이 높아져서 무리하지 않고도 지방이 쉽게 타는 몸으로 바뀝니다.

기초대사량을 높이는 데 필요한 것

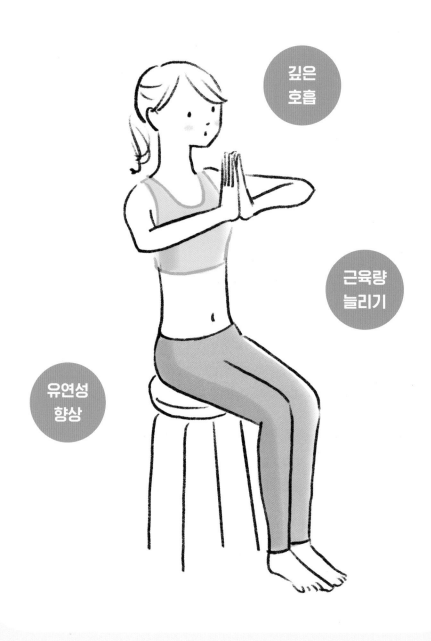

깊은
호흡

근육량
늘리기

유연성
향상

효과6 혈액순환이 원활해진다

초간단 복근 운동은 1분 동안 수행하는 트레이닝이지만, 단 1분 만에도 혈액순환이 좋아졌다고 실감하는 사람이 많습니다. 심호흡을 하면서 견갑골이나 복부 주변 근육을 움직이기 때문에 뭉쳐 있던 상반신 근육이 이완되고 혈액은 온몸을 순환합니다. 몸이 후끈후끈 달아올라 땀을 흘리는 사람도 있어요. 혈액순환이 원활하지 못하면 전신 세포에 혈액이 충분히 도달하지 못합니다. 이렇게 되면 자주 피로를 느끼고, 아침부터 나른합니다. 또 냉증, 면역력 저하, 비만, 거칠어진 피부 등 다양한 증상이나 병이 생깁니다.

혈액순환이 원활해지면 이유 없이 느꼈던 피로나 다양한 병이 점차 개선됩니다. 게다가 혈액순환이 좋아지면 신체는 물론 마음도 건강해지는 경험을 할 수 있습니다. 이처럼 초간단 복근 운동으로 근육을 단련하면 지방이 줄어들 뿐만 아니라 다양한 미용·건강 효과를 볼 수 있어요.

효과7 호흡근이 단련된다

호흡에 대해 좀 더 자세히 안내하겠습니다.

초간단 복근 운동을 할 때 실시하는 호흡은 단순한 심호흡이 아니에요. '근육 트레이닝' 효과가 있는 깊은 호흡입니다. 따라서 초단간 복근 운동을 꾸준히 하면 호흡근이 단련됩니다.

호흡근이란 호흡에 쓰이는 복근, 가슴·등 부위 근육, 횡격막 등을 가리킵니다. 호흡근을 단련하면 다음과 같은 미용·건강 효과를 기대할 수 있어요.

호흡근을 단련하면
얻을 수 있는 3가지 효과

몸속에 산소량이 늘어나 쉽게 지치지 않는다

신체의 기능을 끌어올릴 때 반드시 '산소'가 필요합니다.

호흡근을 단련하면 산소가 몸속에 대량으로 들어와 에너지가 많이 생겨요.

그 결과 근육은 물론 내장까지 포함한 전신 기능이 향상되면서 건강하고 활동적인 일상을 보낼 수 있어요.

내장 대사가 향상된다

알아차리기 어렵지만 내장에도 피로가 쌓여요.

초간단 복근 운동으로 호흡근을 움직이면 내장 마사지 효과를 누릴 수 있습니다. 호흡을 제대로 실시하면 내장이 이완되고 내장 대사가 향상되어 몸이 건강해져요.

자율신경이 균형을 이룬다

깊은 호흡을 실시하면 자율신경이 균형을 이룹니다.

이상적인 몸을 만들려면 신체뿐만 아니라 마음의 건강도 필요한데요. 숨을 힘껏 들이마셨다가 내쉬기를 반복하면 신체를 단련하는 동시에 마음의 균형도 바로잡힙니다.

욕조 목욕 습관을 들이면
살이 쉽게 빠지는 몸을 만들 수 있다

욕조 물에 몸을 담그는 습관만 들여도 살이 쉽게 빠지는 몸을 만들 수 있어요. 가능하다면 매일 욕조 물에 몸을 담가보세요. 욕조 물에 들어가면 혈액순환이 촉진되어 피로가 풀리고, 수면의 질이 높아집니다. 장점은 이뿐만이 아니에요. 욕조 물에 들어가면 혈액이 따뜻해집니다. 따뜻해진 혈액은 욕조의 수압으로 온몸을 더 원활하게 순환하기 때문에 대사가 촉진됩니다.

그렇다면 욕조 목욕은 어느 정도 해야 좋을까요? 흔히 목욕을 10~20분 정도 하는 편이 좋다고 하지만, 이마에 땀이 송골송골 맺힐 때를 기준으로 삼아보세요. 가능하면 어깨 주변에서 구슬 같은 땀이

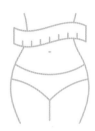

나올 때까지 몸을 담가야 제일 좋습니다. 이마나 어깨 주변에서 땀이 나오기 시작하는 현상은 온몸에 따뜻한 혈액이 제대로 돌고 있다는 신호예요. 물의 적절한 온도는 사람에 따라 다릅니다. 38~42℃ 내에서 기분 좋게 느껴지는 온도를 선택해보세요.

오늘부터는 매일 목욕을 통해 신체 대사를 높여봅시다! 욕조 물에 들어가기 전, 가벼운 근육 트레이닝이나 초간단 복근 운동을 하면 대사 촉진 효과는 더 높아집니다.

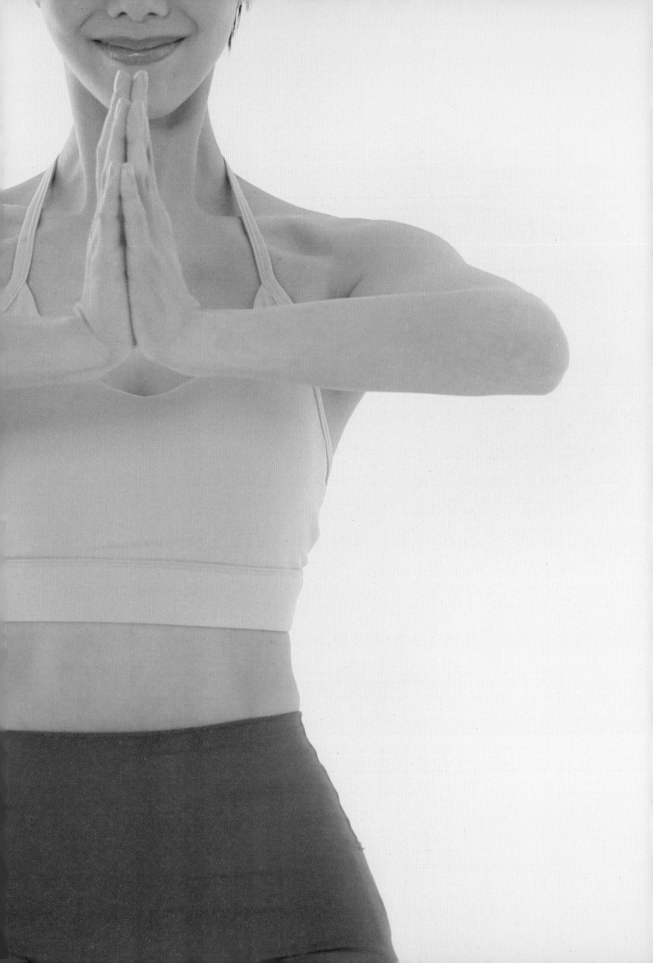

Chapter

3

초간단
복근 운동법

Basic Set부터 연습하세요

: 초간단 복근 운동
Basic Set 포인트

이제부터 초간단 복근 운동을 직접 해볼 수 있도록 안내할게요. 초간단 복근 운동 Basic Set는 18~19쪽에서 설명했습니다. 잠시 복습해보겠습니다.

1 코로 숨을 들이쉬며 배를 안으로 힘껏 조이는 동안 양팔을 위로 쭉 뻗고 손은 머리 위에서 합장한다. 배는 최대한 계속 조인다.

Perfect 등에서 허리까지 힘이 들어간 느낌을 받으면 OK!

2 뺨과 배를 부풀리며 입으로 숨을 5초간 내쉬는 동안 위에서 합장한 양손을 가슴 앞까지 천천히 내린다. 배는 최대한 부풀린다.

Perfect 가슴부터 옆구리까지 힘이 들어간 느낌을 받으면 OK!

1→2를 총 6번 수행한다.

TIP 운동은 하루 중 언제 해도 상관없습니다.
1일 1회, 1세트씩 매일 실시해보세요.

초간단 복근 운동의 효과를
최대한으로 높이는 호흡법

기본적인 동작은 간단하지만 초간단 복근 운동의 효과를 최대한으로 높이려면 주의할 점이 있습니다. 바로 '호흡'이에요. 호흡을 바르게 하지 않으면 초간단 복근 운동의 효과를 기대하기 어렵습니다.

어느 운동에서나 호흡법이 중요하다는 건 익히 알고 있을 거예요. 초간단 복근 운동을 할 때 실시하는 호흡법을 '체간 풍선 호흡'이라고 이름 지었어요. 초간단 복근 운동에서는 '체간 풍선 호흡'이 가장 중요하다고 해도 과언이 아닙니다.

'체간 풍선 호흡'이 잘 이루어지지 않으면 초간단 복근 운동의 효과는 생각만큼 나타나지 않아요. 이제부터 '체간 풍선 호흡'을 하는 방법을 차근차근 알려드릴게요. 처음이어서 하기 어렵다면 풍선을 연상하면서 하는 것을 잊지 마세요.

체간 풍선 호흡법

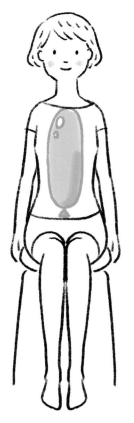

1 몸통(체간) 안에 크고 기다란
풍선이 있다고 상상해본다.

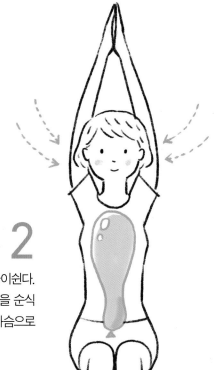

2 배를 안으로 조이며 코로 숨을 들이쉰다.
가늘고 긴 풍선의 아랫부분(복부)을 순식
간에 오므리고 그만큼의 공기를 가슴으로
보내는 이미지를 떠올린다.

3

배를 부풀리면서 입으로 숨을
내쉰다. 오그라든 풍선을 단숨
에 부풀리듯 복부 주변에 힘을
주며 숨을 전부 내쉰다.

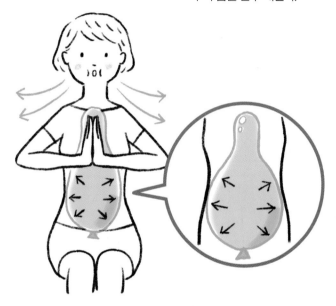

숨을 들이쉬면서 배(풍선)를 오므리고,

숨을 내쉬면서 배(풍선)를 부풀립니다.

：체간 풍선 호흡의 원리

1 　어렵다면 풍선을 연상하기

혹시 따라 해보면서 어색하다고 느끼셨나요?

그렇습니다. '체간 풍선 호흡'은 배를 움직이는 방식이 일반적인 복식 호흡과는 반대예요.

복식 호흡이 아니라 복근 운동으로 하는 호흡이기 때문에 배에 힘을 주고, 배를 조이거나 부풀리는 과정이 매우 중요합니다.

특히 여성은 의식적으로 배에 힘을 주는 행위에 익숙하지 못한 분들이 많습니다. 어렵다면 풍선을 오므리거나 부풀리는 이미지를 떠올리면서 시도해보세요. 만약 호흡이 잘 안된다면 욕조 물 안에서 배에 손을 대고, '체간 풍선 호흡'만 연습해보세요.

일반적인 복식 호흡을 할 때와는 배를 반대로 움직여야 합니다. 처음에는 어렵게 느껴져도 금세 익숙해질 겁니다. 기억하세요. '체간 풍선 호흡'을 하지 않으면 초간단 복근 운동의 효과를 얻기 어렵습니다. 반드시 익숙해질 때까지 연습해보세요.

2 호흡이 중요한 이유

운동을 할 때 호흡법이 중요한 이유는 바로 에너지 작용 때문입니다. 운동을 할 때 산소가 체내로 들어오면 에너지 작용이 일어나는데요. 산소를 조직에 보내서 에너지를 생산할 수 있게 하고, 조직에서는 에너지 생산을 위해 산소를 태우고 노폐물인 이산화탄소를 배출합니다. 이런 과정은 운동을 할 때 근육 손상을 최소화하고 운동의 효율을 높여줍니다.

뿐만 아니라 제대로 된 호흡은 스트레스를 감소시키고 신진대사를 활발하게 해줍니다. 호흡이 중요한 이유를 이제 아시겠죠?

: 초간단 복근 운동을 제대로 하고 있는지 파악하기 어려울 때

1 Check Point!

운동을 제대로 하고 있는지 체크하는 방법이 있습니다. 초간단 복근 운동을 실시하기 전과 후에 허리둘레를 측정해보세요. 배꼽이 있는 위치에서 재면 됩니다.

초간단 복근 운동을 제대로 하면 1분만 해도 허리둘레가 1~3cm 정도 줄어듭니다.

만약 허리둘레에 변화가 없다면 동작이나 호흡이 제대로 이루어지지 않았다고 봐야 합니다. 한 번 더 18~19쪽에 실린 초간단 복근 운동 Basic Set, 58~59쪽에 실린 호흡법을 읽고 도전해보세요. 특히 '체간 풍선 호흡'을 제대로 하는지 꼭 체크해야 합니다.

이 밖에도 팔을 위로 뻗었을 때 팔이 귀보다 약간 뒤에 있는지, 가슴 앞에서 양손을 합장할 때 팔꿈치 각도가 90도인지, 혹여 밑으로 너무 처지진 않았는지 살펴보세요. 처음 하는 분들은 기본 자세가 흐트러질 때가 많으니 잘 살펴봅니다.

허리둘레가 1cm라도 더 가늘어졌다면 초간단 복근 운동을 바르게 수행한 거예요. 운동할 때 느꼈던 감각을 잊지 말고 하루에 1세트씩 매일 반복해보세요.

2 꾸준히 하는 습관

A씨는 제가 만났던 사람 중에서 가장 운동을 힘들어하는 사람이었어요. 아이를 낳은 후 요통에 시달리며 운동을 시작할 엄두도 못 냈던 사람이었죠. 하지만 초간단 복근 운동을 본 후 선뜻 이 운동만큼은 할 수 있을 것 같다고 했어요. 운동을 한 지 오래되어서 서툴렀지만 포기하지 않았어요.

A씨를 다시 만난 건 한 달 후였어요. 놀랍도록 날씬해진 허리 라인을 보고 소리를 질렀죠. A씨는 초간단 복근 운동의 효과를 의심하지 않고 매일 했더니 어느새 거울에 비친 자신의 모습이 신기해서 더욱 더 열심히 하게 되었다고 이야기했어요. 잘하는 것보다는 꾸준히 하는 습관이 중요하다는 걸 다시 한번 일깨워주는 일이었어요.

: 원하는 복근을 만들 수 있는 6가지 초간단 복근 운동

초간단 복근 운동 Basic Set에 익숙해지면 상급편 동작 한 가지를 포함한 6가지 초간단 복근 운동에 도전해보세요.

초간단 복근 운동 Basic Set를 제대로 한다는 전제하에 수행하는 운동이니 6가지를 꼭 다 할 필요는 없어요. 복부 주변을 단련하고, 날씬한 몸을 만들고 싶다면 초간단 복근 운동 Basic Set만 실시해도 충분합니다.

여러분도 매끈한 배 라인을 만들 수 있습니다.
이제부터 이상적인 복근을 위한 6가지 초간단 복근 운동법을 안내할 텐데요. 그 전에 잠시 복근을 구성하는 근육에 관해 이야기를 나눠봅시다. 근육을 이해하면 더 수월하게 초간단 복근 운동을 할 수 있어요.

Must

초간단 복근 운동을 해야 하는
5가지 이유

Why 1　아랫배가 볼록하다

Why 2　바지를 입으면 군살이 나온다

Why 3　허리 주변의 군살이 신경 쓰인다

Why 4　3단으로 접힌 뱃살을 어떻게든 없애고 싶다

Why 5　식스팩을 만들고 싶다

: 탄탄한 배를 구성하는 4+1 근육

배 근육은 크게 4가지로 나눠집니다. 복직근(배곧은근), 외복사근(배바깥빗근), 내복사근(배속빗근), 복횡근(배가로근)입니다. 또 복근은 아니지만 아름다운 복근을 만드는 데 매우 중요한 근육이 있어요. 바로 장요근(엉덩허리근)입니다.

각 근육의 역할을 이해한 후, 6가지 초간단 복근 운동을 실시하면 더 근사한 복근을 만들 수 있습니다. 차근차근 안내할게요.

1 복직근(배곧은근)

복근 중에서 가장 표면에 있는 근육입니다. 일반적으로 우리가 부르는 복근은 바로 이 복직근입니다. 주로 체간을 앞으로 숙이는 역할을 합니다. 그 외에도 내장을 보호하거나 복압을 높이고(기침·배변·분만 시 등), 내장의 위치를 고정합니다.

복근을 구성하는 근육

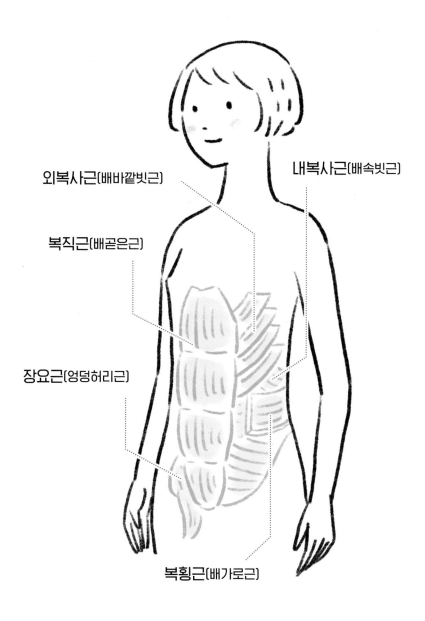

외복사근(배바깥빗근)

내복사근(배속빗근)

복직근(배곧은근)

장요근(엉덩허리근)

복횡근(배가로근)

2 외복사근(배바깥빗근)

옆구리에서 허리까지의 표면에 있으며, 잘록한 허리를 만드는 데 꼭 필요한 근육입니다. 복직근과 마찬가지로 내장을 보호하고 복압을 높여주는 역할을 합니다.

외복사근은 골반을 안정된 상태로 만들어줘서 바른 자세 유지에 도움이 됩니다.

3 내복사근(배속빗근)

외복사근 안쪽에 위치한 근육입니다. 잘록한 허리를 위해서는 외복사근과 내복사근을 잘 단련해야 합니다. 내복사근이 약해지면 허리 주변에 군살이 생기기 시작해요. 내복사근은 체간을 지탱하는 근육이며, 잘 단련해두면 요통을 완화하거나 예방할 수 있습니다.

4 복횡근(배가로근)

여러 복근 중 속 근육에 해당합니다. 저는 복횡근을 '근육의 코르셋'이라고 표현하는데요. 복횡근은 복부 주변을 안쪽에서 제대로 보호하면서 잘록한 허리를 만드는 데 중요한 역할을 하기 때문입니다. 복횡근을 단련하면 새우등 자세가 교정될 뿐만 아니라 요통을 완화하거나 예방하는 효과를 기대할 수 있어요. 또 숨을 강하고 깊게 내쉬게 되면서 기침과 배변이 한결 편해집니다.

5 장요근(엉덩허리근)

장요근은 복근이 아닙니다. 인체 내에서 상당히 깊은 곳에 있는 속 근육으로 상반신과 하반신을 이어주는 근육이에요. 장요근은 장골근과 대요근을 합쳐서 부르는 명칭입니다.

이 근육이 약해지면 등이 구부정해지고, 엉덩이가 처지며, 아랫배는 볼록하게 튀어나옵니다.

볼록한 배를 없애는
초간단 복근 운동

1 코로 숨을 들이쉬며 배를 안으로 힘껏 조이는 동안 양팔을 위로
쭉 뻗고 손은 머리 위에서 합장한다. 배는 최대한 계속 조인다.

Perfect 등에서 허리까지 힘이 들어간 느낌을 받으면 OK!

\ 기본 자세 /

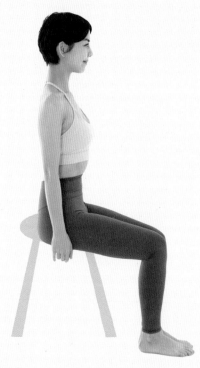

양발을 모아서 앉고,
등을 곧게 세운다.

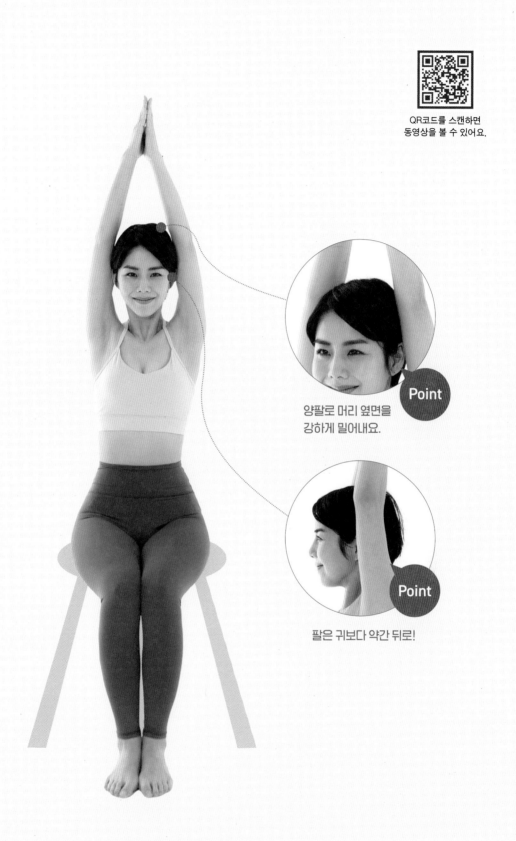

QR코드를 스캔하면
동영상을 볼 수 있어요.

Point

양팔로 머리 옆면을
강하게 밀어내요.

Point

팔은 귀보다 약간 뒤로!

2 뺨과 배를 부풀리며 입으로 숨을 5초간 전부 내쉬는 동안, 위에서 합장한 손을 가슴 앞까지 천천히 내린다. 동시에 인사하듯 등을 둥글게 말면서 오른쪽 다리를 앞으로 쭉 뻗어낸다.

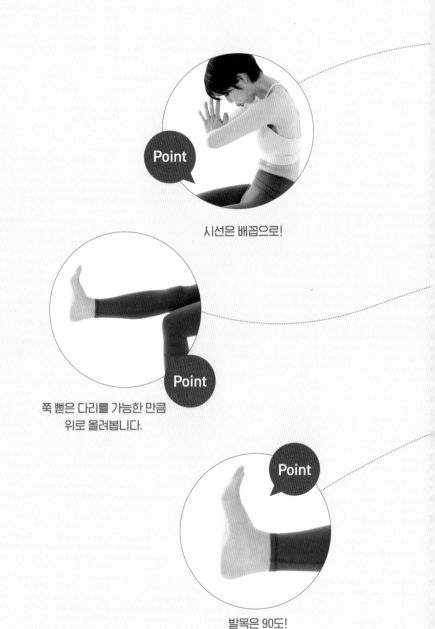

Point

시선은 배꼽으로!

Point

쭉 뻗은 다리를 가능한 만큼 위로 올려봅니다.

Point

발목은 90도!

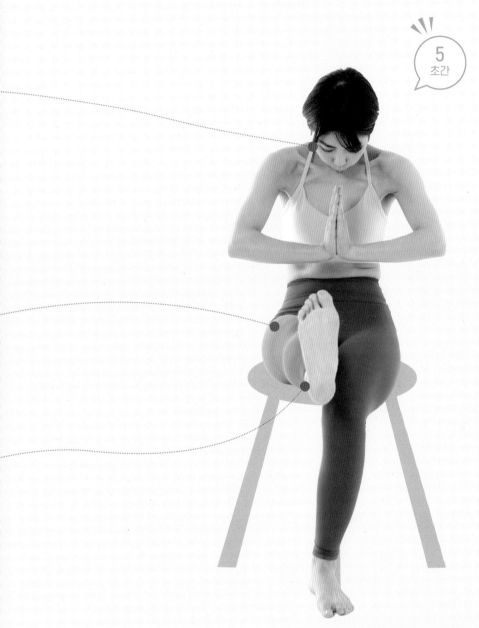

5
초간

1→2를 좌우 교대로,
양쪽 다리 모두 3회씩 1분간 수행합니다.

군살을 없애는
초간단 복근 운동①

1 코로 숨을 들이쉬며 배를 안으로 힘껏 조이는 동안 양팔을 위로 쭉 뻗고 손은 머리 위에서 합장한다. 이때 상반신은 오른쪽을 향해 45도로 비튼다.

\ 기본 자세 /

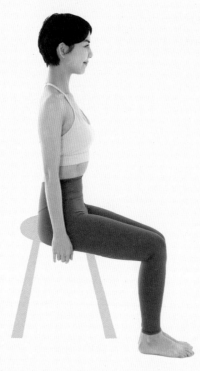

양발을 모아서 앉고
등을 곧게 세운다.

QR코드를 스캔하면
동영상을 볼 수 있어요.

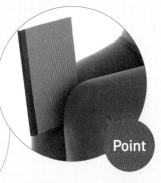

Point

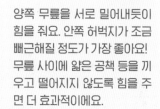

양쪽 무릎을 서로 밀어내듯이
힘을 줘요. 안쪽 허벅지가 조금
뻐근해질 정도가 가장 좋아요!
무릎 사이에 얇은 공책 등을 끼
우고 떨어지지 않도록 힘을 주
면 더 효과적이에요.

2 뺨과 배를 부풀리며 입으로 숨을 5초간 전부 내쉬는 동안, 위로 뻗은 양손을 오른쪽 가슴 앞까지 천천히 내린다. 인사하듯이 허리를 숙이면서 양쪽 발뒤꿈치를 올린다.

Point

합장한 손의 위치는 오른쪽 가슴 앞에 두어요. 양쪽 손바닥은 서로 강하게 밀어내요.

Point

옆구리를 숙여 인사하는 자세!

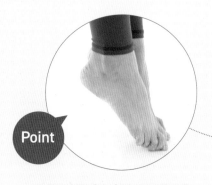

Point

발뒤꿈치를 확실하게 들어 올려요.

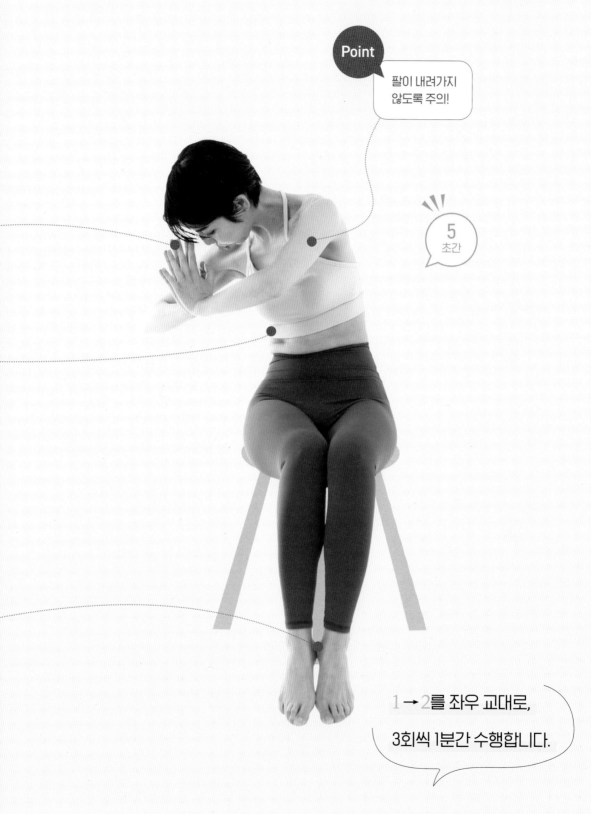

군살을 없애는
초간단 복근 운동②

1 코로 숨을 들이쉬며 배를 안으로 힘껏 조이는 동안 양팔을 위로

쭉 뻗고 손은 머리 위에서 합장한다. 배는 최대한 계속 조인다.

Perfect 등에서 허리까지 힘이 들어간 느낌을 받으면 OK!

\ 기본 자세 /

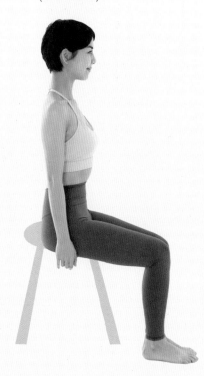

양발을 모아서 앉고,
등을 곧게 세운다.

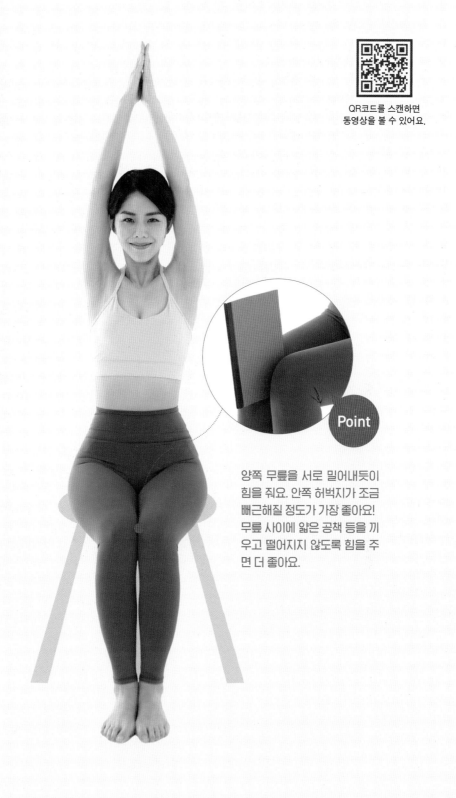

QR코드를 스캔하면
동영상을 볼 수 있어요.

Point

양쪽 무릎을 서로 밀어내듯이
힘을 줘요. 안쪽 허벅지가 조금
뻐근해질 정도가 가장 좋아요!
무릎 사이에 얇은 공책 등을 끼
우고 떨어지지 않도록 힘을 주
면 더 좋아요.

2 몸을 오른쪽으로 45도 비틀면서 양손을 가슴 앞으로 천천히 내린다. 이 상
태에서 오른쪽 팔꿈치를 아래로 내리고 양쪽 발뒤꿈치는 들어 올린다. 동
시에 뺨과 배를 부풀리며 오른쪽 팔꿈치를 향해 숨을 5초간 전부 내쉰다.

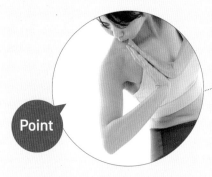

Point

얼굴이 오른쪽 팔꿈치를 향하게 두고, 밑에
있는 팔꿈치를 향해 숨을 내쉬어요.

Point

왼쪽 팔꿈치를 확실히 올려서
겨드랑이를 활짝 벌려요.

Point

양손과 양쪽 무릎에 힘을 줘요.

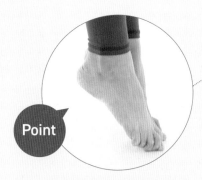

Point

발뒤꿈치를 힘껏 들어 올려요.

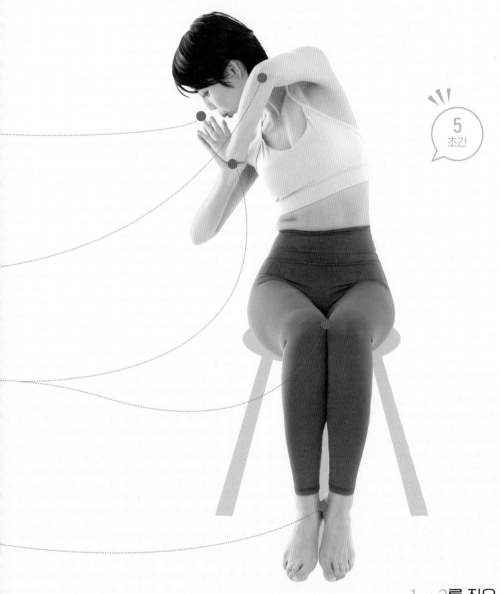

5
초간

1 → 2를 좌우 교대로,
3회씩 1분간 수행합니다.

잘록한 허리를 만드는
초간단 복근 운동

1 양손을 배에 대고, 코로 숨을 들이쉬며
배를 꽉 조인다.

\ 기본 자세 /

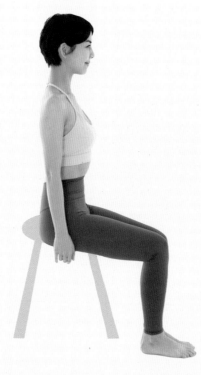

양발을 모아서 앉고,
등을 곧게 세운다.

QR코드를 스캔하면
동영상을 볼 수 있어요.

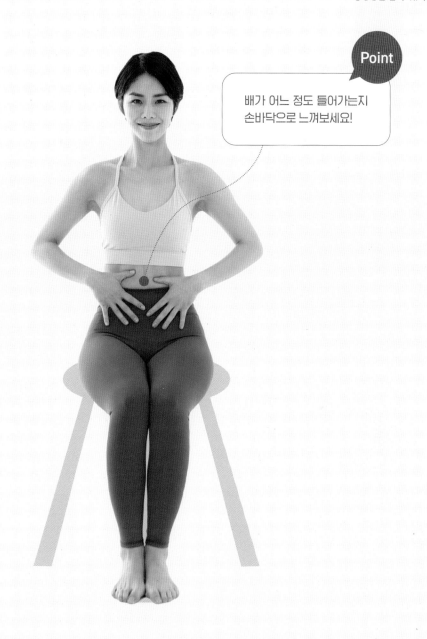

Point

배가 어느 정도 들어가는지
손바닥으로 느껴보세요!

2

뺨을 부풀리면서 숨을 5초간 전부 내쉬는 동안, 배는 안으로 더 힘껏 조였다가 힘을 뺀다.

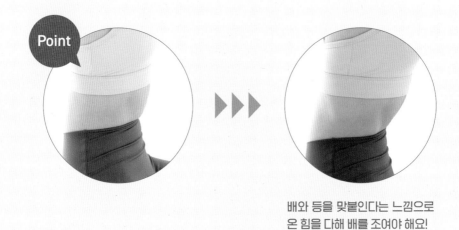

배와 등을 맞붙인다는 느낌으로
온 힘을 다해 배를 조여야 해요!

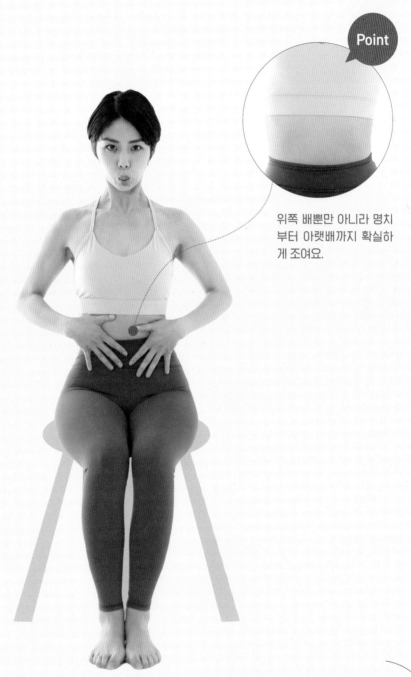

위쪽 배뿐만 아니라 명치
부터 아랫배까지 확실하
게 조여요.

1→2를 총 6회 1분간 수행합니다.

볼록한 아랫배를 없애기 위한
초간단 복근 운동①

1 코로 숨을 들이쉬며 배를 안으로 힘껏 조이는 동안 양팔을 위로

쭉 뻗고 손은 머리 위에서 합장한다. 배는 최대한 계속 조인다.

Perfect 등에서 허리까지 힘이 들어간 느낌을 받으면 OK!

＼ 기본 자세 ／

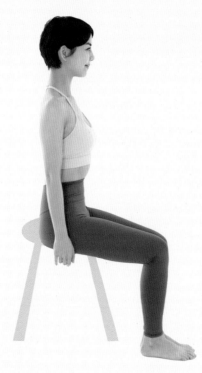

양발을 모아서 앉고,
등을 곧게 세운다.

86

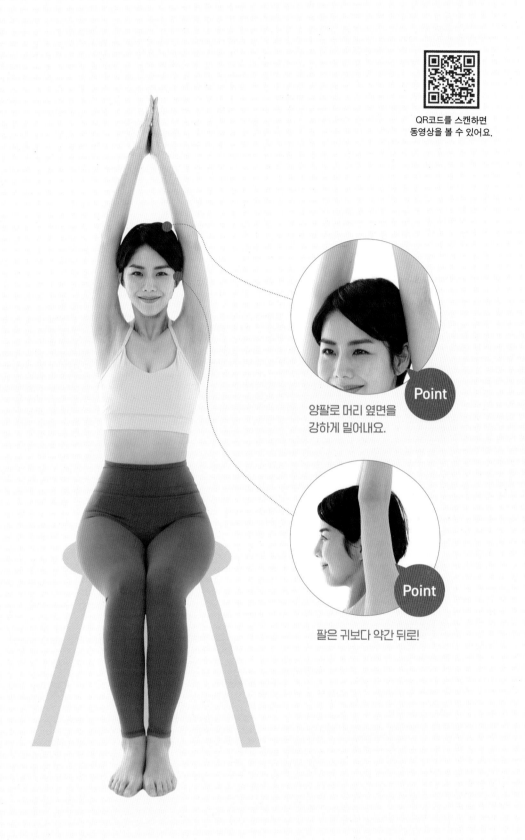

QR코드를 스캔하면
동영상을 볼 수 있어요.

Point

양팔로 머리 옆면을
강하게 밀어내요.

Point

팔은 귀보다 약간 뒤로!

2

뺨과 배를 부풀리며 숨을 5초간 전부 내쉬는 동안, 위에서 합장한 손을
가슴 앞까지 천천히 내리고, 오른쪽 무릎은 위로 올린다.

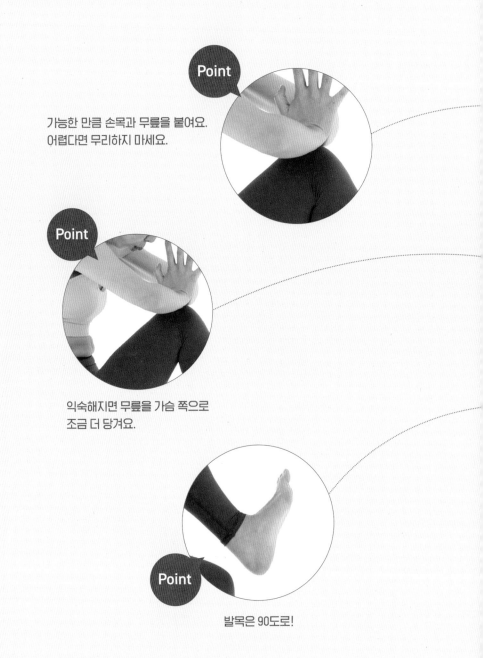

Point

가능한 만큼 손목과 무릎을 붙여요.
어렵다면 무리하지 마세요.

Point

익숙해지면 무릎을 가슴 쪽으로
조금 더 당겨요.

Point

발목은 90도로!

Point

손이 내려가지 않도록 주의!

5
초간

1 → 2를 좌우 교대로,
3회씩 1분간 수행합니다.

볼록한 아랫배를 없애기 위한
초간단 복근 운동②

1 코로 숨을 들이쉬며 배를 안으로 힘껏 조이는 동안 양팔을 위로
쭉 뻗고 손은 머리 위에서 합장한다. 배는 최대한 계속 조인다.

Perfect 등에서 허리까지 힘이 들어간 느낌을 받으면 OK!

\ 기본 자세 /

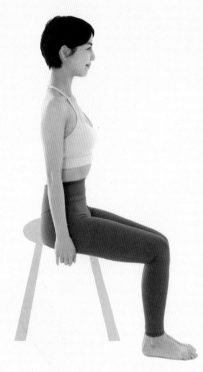

양발을 모아서 앉고,
등을 곧게 세운다.

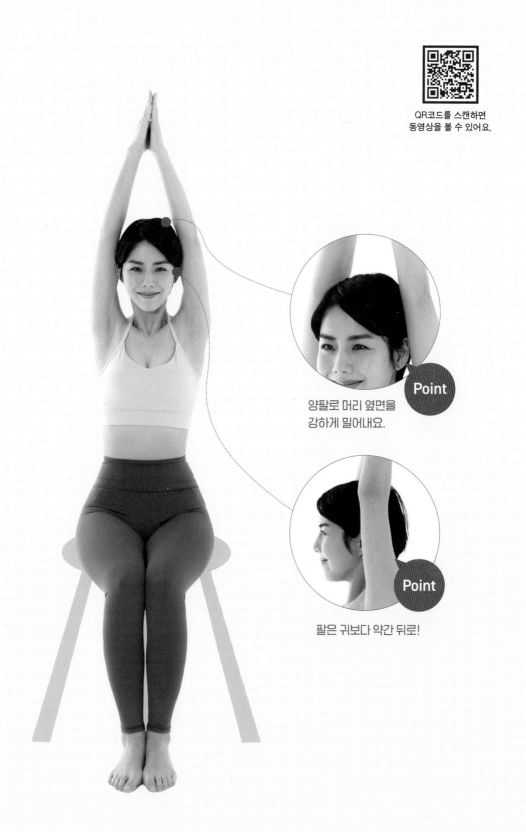

QR코드를 스캔하면
동영상을 볼 수 있어요.

Point

양팔로 머리 옆면을
강하게 밀어내요.

Point

팔은 귀보다 약간 뒤로!

2 뺨과 배를 부풀리며 숨을 5초간 전부 내쉬는 동안, 위에서 합장한 손을 가슴 앞까지 천천히 내리면서 몸을 오른쪽으로 비튼다. 동시에 오른쪽 무릎을 위로 올리고, 왼쪽 팔꿈치와 오른쪽 무릎을 붙여 서로 밀어낸다.

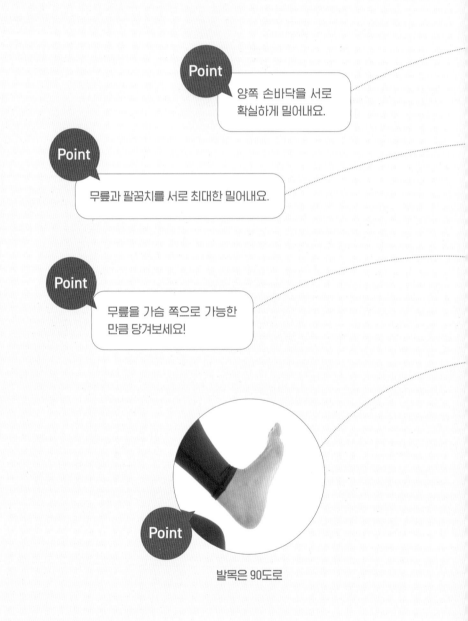

Point
양쪽 손바닥을 서로 확실하게 밀어내요.

Point
무릎과 팔꿈치를 서로 최대한 밀어내요.

Point
무릎을 가슴 쪽으로 가능한 만큼 당겨보세요!

Point
발목은 90도로

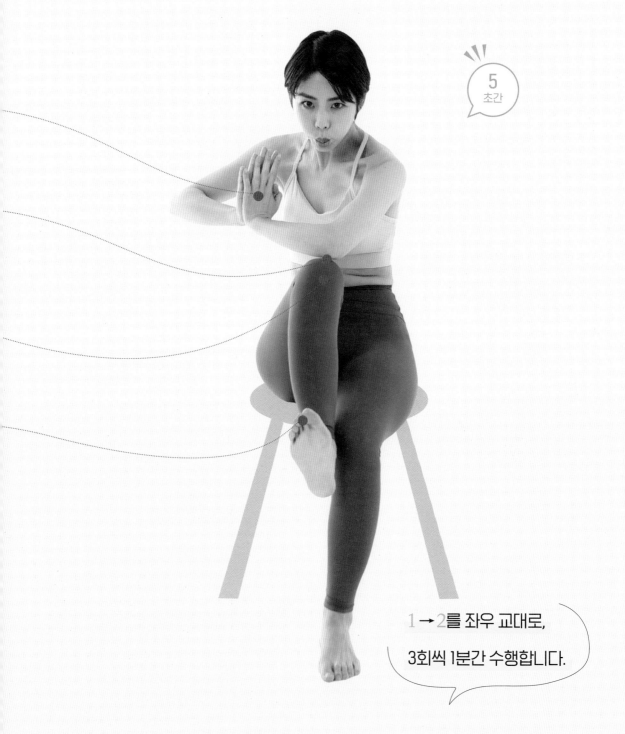

5
초간

1→2를 좌우 교대로,
3회씩 1분간 수행합니다.

일상생활에서도 복부에 힘을 줘보자

지금까지 상급편을 포함한 6가지 초간단 복근 운동을 안내했습니다.

하루에 1세트만 실시해도 충분히 효과가 나타납니다. 체간 근육은 Basic Set만 해도 균형을 잡을 수 있어요. 따라서 어렵다면 모든 동작을 다 완벽히 마스터할 필요는 없어요.

만약 Basic Set에 익숙해져서 근육에 자극을 더 주고 싶거나 구체적으로 멋진 몸을 만들겠다는 목표가 생기면 6가지 초간단 복근 운동 중에서 가장 마음에 드는 것을 먼저 시도해보세요. Basic Set를 하루에 1세트씩 한다면 매일 해도 괜찮지만 여러 세트를 실시할 때는 일주일에 하루 이틀은 근육이 쉴 수 있는 시간을 갖는 게 좋습니다.

또 일상생활에서 항상 근육을 단련할 수 있는 법이 있어요. 배를 약간 조인 상태에서 생활하는 '복부 조임 생활'을 하는 거예요. 방법은 다음과 같아요. 앉아 있을 때, 서 있을 때, 걸을 때 등 일상생활에서 항상 복횡근(배가로근)을 의식하면서 배를 안으로 조이면 됩니다. 잘록한 허리를 만드는 초간단 복근 운동법(82쪽)을 할 때 배를 조이는 힘을 100%라고 한다면, 일상생활에서 복횡근(배가로근)을 조일 때는 10~20% 정도의 힘만 주면 됩니다. 생각처럼 쉽지는 않지만 습관을 들이면 자연스럽게 배에 힘을 주면서 생활하게 돼요.

복부 조임 생활을 하면 배 주변이 더 탄탄해지고, 자연스럽게 자세까지 좋아져요. 그래서 어깨 결림과 요통도 완화됩니다. 또 일상적인 생활만으로도 소비되는 칼로리가 늘어나서 살이 빠지기 쉬운 몸으로 변해요. 이렇게 장점이 많은데 '복부 조임 생활'을 안 할 이유가 없죠? 적극적으로 추천합니다. 꼭 시도해보세요.

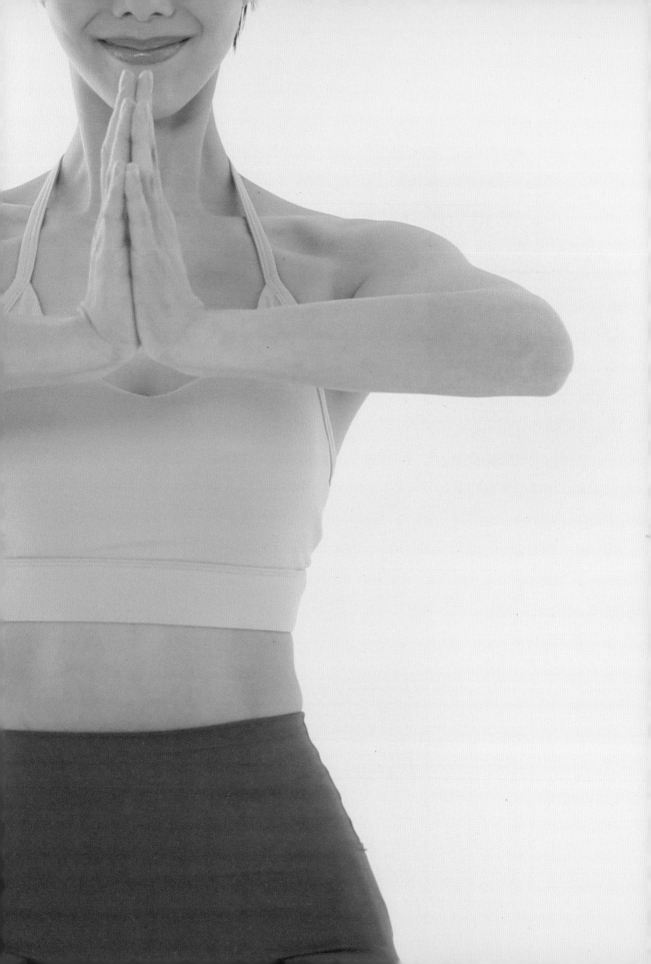

Chapter

4

복부를 더 매끈하게
만드는 식습관

비만 메커니즘의 비밀

: 혈당을 조절하자

1 당 자체가 비만의 원인

초간단 복근 운동으로 더 빠르게 원하는 복근을 만들고 싶다면 식사에도 신경을 써 보세요. 요요 현상이 오지 않고 꾸준히 건강한 몸매를 유지하려면 식사를 할 때 애 써 참거나 무리하게 조절해서는 안 됩니다.

우선 혈당에 대해 이야기해볼게요. 혈당이라고 하면 당뇨병이 떠오르겠지만 건강 한 사람도 식사를 하면 체내 혈당이 올라갑니다. 혈당이 올라가면 췌장에서 '인슐린' 이라는 호르몬이 분비되어 혈당을 내리려고 해요.

하지만 40대가 되면 인슐린 분비량이 줄어드는 데다 활동 기능도 저하됩니다. 결국 혈당은 떨어지지 않고, 혈액 속에 남은 당이 중성지방으로 변해 지방 세포에 흡수되면서 살이 찝니다. 이 과정이 바로 비만의 메커니즘이에요.

즉, 당 자체가 비만의 원인이라고 해도 과언이 아닙니다.

또 혈액 속에 남은 과다한 당은 혈관(특히 모세혈관) 안에 상처를 내서 혈관을 망가

뜨려요. 그 결과 모세혈관이 많은 안구, 손가락과 발가락, 신장에 큰 손상을 입힙니다. 심해지면 신부전으로 인공투석을 해야 할 지경에 이릅니다. 심지어 손가락 괴사, 실명으로 이어지기도 해요. 중성지방을 늘리지 않기 위해서도 건강한 몸을 만들기 위해서도 혈당 조절은 매우 중요해요.

사람에 따라서는 혈당을 높이지 않는(인슐린에 의지하지 않는) 식생활을 시도하기만 해도 체중이 2주 이내에 약 3kg이 빠질 수 있습니다.

2 ▸ 우리 몸을 위협하는 혈당 스파이크

혈당 스파이크라는 단어를 한 번쯤 들어봤을 겁니다. 식후 2시간 사이에 혈당이 급상승하면서 나타나는 신체의 변화를 의미하는데요. 식사 후 극심한 피로와 졸음이 와서 힘들다면 혈당 스파이크를 의심해봐야 합니다. 혈당 스파이크는 비만이 되는 확률을 높이기도 하지만 장기간 반복되면 당뇨와 심혈관 질환 등의 문제를 일으킵니다.

그렇다면 어떻게 혈당 스파이크를 방지할 수 있을까요? 그것은 먹는 순서와 관련이 있는데요. 이제부터 차근차근 안내해볼게요.

혈당이 높아질수록
살찔 확률이 증가한다

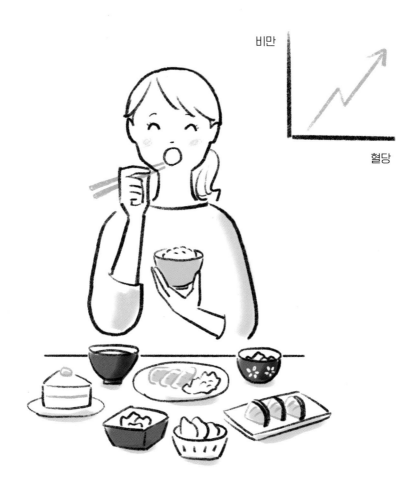

∶ 먼저 채소를
섭취한다

혈당을 낮추는 식습관은 먹는 순서가 중요한데요 채소를 먼저 먹으면 혈당이 급상
승하는 것을 막을 수 있습니다.

따라서 무엇을 언제 **섭취하는지**가 굉장히 중요해요. 채소라면 기본적으로 무
엇이든 괜찮지만, 특히 식이섬유가 많은 음식을 의식적으로 섭취하는 게 좋습니다.
그중에서도 주로 수용성 식이섬유를 섭취해보세요. 식이섬유는 물에 녹는지 아닌
지에 따라 수용성과 불용성으로 나뉩니다. 그중에서 **수용성 식이섬유는 당이**
나 콜레스테롤의 흡수 속도를 늦춰줍니다. 당질을 섭취하기 전에 식
이섬유를 먹어두면 혈당이 급상승하지 않습니다.
수용성 식이섬유가 많이 포함된 식재료 종류는 다양한데요. **미역, 다시마, 브로**
콜리, 낫토, 참마, 아보카도 등을 추천합니다. 그 외에 **귀리, 보리, 톳, 연근,**
말린 표고버섯에도 식이섬유가 많이 들어 있어요.

불용성 식이섬유는 장운동을 촉진해 쾌변을 하는 데 도움을 줍니다. 수용성 식이섬
유와 불용성 식이섬유를 균형적으로 섭취해보세요.

: 프로틴을
먼저 먹어도 괜찮다

혈당이 급격히 상승하지 않도록 하려면 채소 대신 프로틴을 먼저 먹어도 좋습니다. 프로틴이란 단백질을 뜻해요. 단백질을 섭취하면 인슐린 분비를 촉진하는 '인크레틴'이라는 호르몬이 분비되어, 식후 혈당 상승이 제법 완만해 진다는 사실이 밝혀졌습니다.

여러 단백질 식재료 중에서는 특히 우유를 추천해요. 우유는 어렴풋이 살찔 것 같은 이미지가 있지만, 실제로 당질은 거의 없고 양질의 단백질이 풍부합니다. 게다가 여느 식재료보다 쉽게 구할 수 있고 간편하게 섭취할 수 있으며 가격도 저렴합니다. 다만 우유는 지질을 함유하기 때문에 하루 1회, 1컵(200㎖) 정도만 마시는 걸 권장합니다. 혹은 저지방 우유를 추천합니다.

달걀이나 낫토도 추천합니다. 달걀은 영양소 균형이 우수한 완전식품입니다. 너무 과하게 먹으면 콜레스테롤 수치가 올라간다고 알려졌으나 여러 연구를 통해 잘못된 사실이라는 것이 밝혀졌습니다.

낫토를 밥에 얹어서 먹는 분들이 많을 텐데요. 가능하다면 낫토는 단품으로 먹는 편이 좋습니다. 낫토에는 혈액이 잘 흐르도록 하는 성분인 '낫토키네이스'가 들어 있습니다. 이 성분은 열에 약해서 뜨거운 밥 위에 올리면 효과가 급격히 줄어들어요.

채소와 단백질 모두 당질보다 먼저 먹으면 혈당이 급상승하지 않습니다. 그렇다면 채소와 단백질 중 어느 쪽을 먼저 섭취해야 좋을까요?

가능하다면 채소를 먼저 먹는 편이 좋습니다. 하지만 단백질부터 섭취해도 혈당 상승 폭에는 큰 차이가 나지 않으니 너무 예민하게 생각하지 않아도 괜찮아요.

⠿ 건강을 생각한
식사 방식

채소와 단백질부터 섭취하는 습관을 들일 때는 본격적인 식사를 하기 30분 전부터 먹는 편이 좋습니다. 한 번에 많이 섭취하지 말고 조금씩 먹어야 혈당이 올라가지 않아요.

예를 들어 우유 한 컵(200㎖)을 조금씩 나눠서 마시거나 낫토 1팩을 천천히 먹어보세요. 혹은 미리 용기에 담아둔 채소를 먹고 나서 본격적인 식사를 시작해보세요. 이제부터는 채소나 단백질만큼은 아니지만 혈당 상승을 막아주는 식품을 소개해보겠습니다.

와인

화이트 와인에는 혈당을 낮추는 '주석산'이란 성분이 많이 들어 있어요. 식사 전에 마시면 혈당 상승을 억제하는 데 상당한 효과가 있습니다. 단, 단맛이 나는 화이트 와인은 금물입니다. 화이트 와인이라 해도 단맛은 혈당을 올리기 때문에 추천하지 않아요.

잎새버섯

잎새버섯에는 버섯 중에서도 혈당 상승을 막고 중성지방 합성을 억제하는 '베타글루칸' 성분이 특히 많습니다. 잎새버섯을 삶아서 우린 국물도 혈당 상승을 막는 데 효과적이에요.

사과식초

식초에 포함된 초산은 혈당이 완만하게 상승하도록 도와줍니다. 식초는 지방 합성을 억제하고, 지방을 분해하는 효과도 있어 다이어트에 도움이 되는 조미료예요.

다만 일반 식초에는 대체로 당질이 많아서 섭취하면 혈당이 올라갑니다. 따라서 당질이 적은 사과식초를 섭취해보세요.

식초는 물이나 탄산수에 희석하여 마시는 방법도 있지만, 채소에 드레싱 대신 뿌려서 먹어도 좋습니다. 당질이 적은 식초는 일반적인 식초보다 가격이 약간 비싸지만 건강에 도움이 되니 집에 1병씩 구비해두세요.

녹차

녹차에 함유된 카테킨도 혈당 상승을 막아준다는 효과가 보고되었습니다. 카테킨은 체지방 분해를 촉진하고, 혈중 콜레스테롤 농도를 낮춰줍니다. 페트병 안에 든 녹차 대신 찻잎을 우린 녹차를 마셔야 효과를 기대할 수 있어요.

하루에 수분을 2ℓ씩 섭취하자

1 수분만 제대로 섭취해도 건강해진다

인체의 약 60~70%를 구성하는 물질은 수분입니다. 하루 동안 몸에서 배출되는 수분량은 2~2.5ℓ라고 합니다. 체내에 필요한 수분이 충분하지 않으면 부드럽게 흘러야 할 혈액이 끈적끈적해져서 온몸에 영양을 골고루 보내지 못합니다.

저를 찾아오는 사람들은 가끔 원인을 짐작하기 어려운 증상(어깨 결림, 두통, 요통, 불면, 피로감)을 호소하는데요. 살펴보면 수분 섭취 부족이 원인일 때가 많습니다. 기초대사량을 높여서 건강한 몸을 만들려면 영양으로 가득한 혈액을 온몸에 부드럽게 내보내는 과정이 필요합니다.

수분을 하루에 2ℓ씩 꼭 섭취해보세요. 사람이 한 번에 섭취해서 흡수할 수 있는 수분량은 약 200㎖라고 합니다. 물을 한 번에 많이 섭취하는 대신 1시간에 한 번, 1컵(200㎖) 정도만 마시는 습관을 들여보세요.

수분을 적절하게 섭취하면 체내 수분 대사도 향상됩니다.

사람 몸의 수분은 약 1개월에 걸쳐 교체된다고 해요. 수분을 잘 섭취하지 않으면 체내에 오래된 수분이 계속 머물러요. 이렇게 되면 혈액이 끈적끈적해지고 대사가 떨어지고, 컨디션이 나빠지거나 비만을 불러일으키는 원인으로 작용합니다.

수분을 제대로 섭취하고 제대로 배출하기만 해도 몸은 건강하고 아름답게 바뀝니다. 수분을 섭취할 때는 물(가급적 생수)을 가장 추천합니다. 보리차도 괜찮아요. 카페인이 함유된 커피나 녹차는 이뇨 작용을 일으키기 때문에 수분 섭취 용도로는 바람직하지 않습니다. 주스 종류는 당질이 많으니 피하는 편이 좋아요.

또, 알코올 음료도 수분으로 간주하지 않도록 합시다.

2 공복에 마시는 물

평소 변비로 고생한다면 장운동 촉진을 위해서 일어나자마자 물을 마시세요. 공복에 마시는 물 한 잔은 체내 노폐물을 배출하는 데 효과적이에요. 물은 칼로리가 없는데다가 포만감을 줘서 다이어트에도 좋아요. 찬물은 자율신경계에 영향을 줄 수 있으니 일어나자마자 먹는 물은 30도 전후의 미지근한 물이 좋아요.

간식을 먹는 시간은
오후 3시

"간식은 오후 3시에 먹자"는 말을 들어본 적이 있을 거예요. 이 시간대에 간식을 먹어야 하는 이유가 있습니다.

사람의 몸에는 체내시계를 조절하는 '비말원(BMAL1)'이라는 시계 유전자가 있어요. 비말원은 하루 중 양이 증가했다가 감소합니다. 비말원이 증가하면 살이 찌기 쉽고, 감소하면 살이 잘 찌지 않는다는 사실이 밝혀졌어요. 비말원이 감소하는 시간대는 바로 오후 3시입니다. 그래서 이 시간대에는 간식을 먹어도 살이 잘 찌지 않습니다.
참고로 비말원이 최대치로 증가하는 시간대는 밤 9시 이후라서 늦은 시간에 식사를 하면 살이 찌기 쉽습니다.

오후 3시에 간식을 먹으면 살이 잘 찌지 않는다고 해도 주의할 점이 있어요. 아침과 점심 때 식사를 제대로 챙겨 먹어야 합니다.
아침과 점심을 먹지 않고 공복 상태에서 간식을 먹으면 혈당이 급격히 상승해요. 아무리 비말원이 감소한 상태라도 딱히 효과를 보지 못합니다.

그러니 아침 식사 중에 영양소를 골고루 섭취해서 혈당을 완만하게 올리고 인슐린이 분비되도록 만드세요. 그럼 점심 식사 이후에도 아침 식사 때 분비된 인슐린 효과가 이어져 혈당이 급상승하지 않습니다.

단, 과식은 금물입니다. 예를 들어 조각 케이크나 아이스크림을 매일 먹거나 과자 한 봉지를 한 번에 다 먹으면 당질을 과다 섭취해서 살이 찌게 됩니다. 간식을 먹을 때에는 적절한 양을 섭취하도록 주의하세요.

술을 어떻게 마실지
잘 생각해보기

중년 남성의 볼록 튀어나온 배를 흔히들 '술배'라고 표현하죠. 술을 마시면 정말 살

이 찔까요?

음식이나 음료가 지방으로 변하는 원인은 식품에 함유된 '당'에 있습니다. 알코올 음

료에 포함된 당질의 양을 스틱 설탕(1개, 3g)으로 표현하면 다음과 같습니다.

술에 들어 있는 당질의 양

● 맥주 1잔(350㎖)은 약 4개

● 청주 1병은 약 2개

● 레드 와인 100㎖는 약 2분의 1개

● 화이트 와인 100㎖는 약 1개

스틱 설탕으로 비유하니 꽤 많은 양으로 느껴지죠? 참고로 소주, 위스키, 브랜디 등의 증류수에는 당질이 전혀 없습니다. 굳이 알코올을 섭취한다면 증류수가 바람직하겠죠.

술 그 자체보다 더 문제가 되는 것은 '안주'입니다. 술과 어울리는 안주는 모두 당질이 높아요. 실제로 맥주만 마시면 혈당이 딱히 올라가지 않습니다. 안주를 함께 먹기 때문에 혈당이 급상승합니다.

하지만 술을 마실 때 안주가 없으면 허전하죠. 이럴 때는 견과류를 추천합니다. 모든 견과류는 당질이 낮고 식이섬유나 비타민, 단백질이 풍부한 좋은 음식이에요. 칼로리는 높지만 견과류의 칼로리는 비만으로 이어지지 않아요. 물론 과하게 섭취하면 안 되지만, 소분해서 담은 견과류 한 봉지나 주먹 한 줌 정도 양(15~25g)이라면 괜찮습니다. 술을 마실 때는 술 종류는 물론 안주 종류에도 신경을 써주세요.

: 초간단 복근 운동으로
멋진 허리 라인을 만들어보자!

Chapter4에서는 식사에 대한 이야기를 했는데요. 초간단 복근 운동을 할 때 식사 조절이 필수 조건은 아닙니다. 폭음 및 폭식을 하지 않는다면 초간단 복근 운동을 하루에 1분만 해도 복부 주변이 날씬해져요.

Chapter4에서 소개한 식습관은 결코 어렵지 않습니다. 무리하지 않고 시도해볼 만한 방법을 찾았다면 초간단 복근 운동의 효과를 더욱 높이는 차원에서 도전해보세요.

지금까지 초간단 복근 운동에 관한 모든 내용을 안내했습니다. 하루에 1분만 초간단 복근 운동을 해도 복부 주변을 탄탄하게 가꿀 수 있어요.

게다가 부수적인 효과도 따라와요. 체간 근력을 기를 수 있고, 깊은 호흡에 익숙해집니다. 또 어깨 결림과 요통이 완화되고 새우등 자세를 바로잡을 수 있어요. 혈액 순환도 원활해지고, 예전보다 쉽게 살이 빠지는 몸으로 바뀌어 만족한 효과를 얻을 수 있어요.

여기까지 읽었어도 '과연 달라질까?'라는 의문이 들 거예요. 그래서 누구나 부담 갖지 않고 쉽게 시도해볼 수 있도록 이름을 '초간단 복근 운동'이라고 지었습니다. 속는 셈 치고 일단 허리둘레를 측정한 후, 딱 1분만 초간단 복근 운동을 실시해보세요. 그 후 허리둘레를 다시 한 번 재보세요. 무조건 1cm는 줄어들 겁니다. 자, 이제 매일 초간단 복근 운동을 실천해보세요.

첫 발자국만 떼면 이제 여러분은 멋진 허리 라인으로 자신 있게 옷을 날만 남았습니다! 효과를 의심하기 전에 바로 실행하는 사람은 생각보다 훨씬 빨리 날씬한 몸을 얻을 수 있어요.
즐거운 마음으로 오늘부터 도전해보세요!

웃으면 살 빠지는 속도가
빨라진다

여러분은 하루에 어느 정도 웃나요?

'웃는' 행위는 수면이나 목욕처럼 건강에 도움이 될 뿐만 아니라 원하는 몸을 만들고자 할 때도 도움이 됩니다. 사람이 웃으면 세로토닌이라는 행복 호르몬이 분비되어 자율신경이 균형을 이루고 마음도 평온해져요.

게다가 세로토닌은 수면 호르몬인 멜라토닌의 원료이기 때문에 세로토닌이 많이 분비되면 양질의 수면을 취할 수 있습니다. 앞서 Column1(34쪽)에서 이야기한 대로 양질의 수면은 비만을 예방하고, 살이 쉽게 빠지는 몸을 만드는 데 도움이 됩니다.

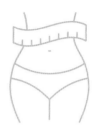

거울 앞에서 입꼬리를 올리기만 해도 뇌는 웃는다고 착각하여 행복 호르몬을 분비한다고 합니다. 아침에 일어나서 얼굴을 씻을 때 입꼬리를 올리는 습관을 가져보세요.

소리 내어 웃으면 횡격막, 복근, 흉부 근육이 한꺼번에 움직입니다. 너무 심하게 웃느라 배가 아팠던 경험이 있을 텐데요. 웃는 행위 자체만으로도 굉장한 체간 트레이닝이 됩니다.

입꼬리를 올리고, 친구와 즐거운 대화를 나누거나 예능 프로그램을 보면서 소리 내어 웃어보세요. 의식적으로 자주 웃으면서 일상생활을 보내면 살 빠지는 속도도 빨라집니다.

초간단 복근 운동 Q&A

Q 식사 조절을 하는 편이 좋을까요?

A 초간단 복근 운동을 습관적으로 실시하면 기초대사량이 올라가면서 지방이 빠르게 타는 몸으로 바뀝니다.

여기에 건강한 식사가 더해지면 더 큰 효과가 나타나겠죠. 하지만 무턱대고 식사를 제한하는 방식은 안 됩니다. 우리 몸은 먹지 않으면 근육을 만들지 못하며, 근육이 없으면 대사가 이루어지지 않아요.

또 식사 제한에 따른 스트레스로 초간단 복근 운동이 하기 싫어질 수도 있습니다.

식습관에 주의를 기울이고 싶다면 Chapter4를 읽고 가능한 방식으로 하루 세끼, 균형 잡힌 식사를 하도록 신경 써보세요.

Q 초간단 복근 운동은 언제 하는 편이 가장 효과적인가요?

A 가장 추천하는 시간대는 목욕 전입니다.

초간단 복근 운동 후, 시간적 여유를 갖고 따뜻한 물에 몸을 담그면 대사가 높아진 상태를 유지하게 됩니다. 덕분에 칼로리 해소, 지방 연소 효과를 볼 수 있어요.

다음으로 추천하는 시간대는 아침입니다. 일어난 직후는 심장에 부담이 갈 수 있으니 잠에서 깨어나 수분을 섭취하고 한숨 돌린 후에 실시해보세요. 대사의 스위치가 켜지면서 지방 연소가 쉽게 이루어지는 하루를 보낼 수 있습니다.

졸리더라도 1분만 하면 머리가 맑아져요!

Q 요통이 있는데 해도 괜찮을까요?

A 통증의 종류나 정도에 따라 다르지만 의사의 판단으로 가벼운 운동을 해도 되는 상황이라면 초간단 복근 운동을 추천합니다. 꼭 '초간단 복근 운동 Basic Set'부터 실시해보세요. 요통이 완화될 거예요.

만일 여유가 된다면 82쪽에 실린 '잘록한 허리를 만드는 초간단 복근 운동'까지 함께해보세요. 요통 개선에 효과적입니다.

Q '오십견'으로 팔이 올라가지 않는데
할 수 있을까요?

A 팔을 사용하는 편이 가장 좋지만, 도저히 불가능하다면 체간 풍선 호흡만 해도 충분합니다. 복부 안에 풍선이 있다고 생각하면서 풍선을 부풀리거나 오그라들게 해보세요.
팔을 올리지 않아도 되는 '잘록한 허리를 만드는 초간단 복근 운동'(82쪽)을 해도 좋습니다.

Q 볼록한 아랫배를 없애기 위한
초간단 복근 운동을 할 때,
모델처럼 무릎이 올라가지 않아요.

A 여성은 나이가 들면서 장요근(엉덩허리근)이 약해지기 쉽고 무릎을 올리기가 힘들어집니다. 하지만 신경 쓰지 않아도 괜찮아요.
꾸준히 하면 반드시 무릎이 올라가며 아름다운 자세를 취할 수 있습니다. 실제로 무릎을 올리지 못했던 분들도 나중에는 모두 올릴 수 있게 되었어요.
부디 포기하지 말고 꾸준히 해보세요.

Q 매일 지속하기가 어려워요.

A 충분히 이해합니다.

무언가를 꾸준히 하고자 할 때 매우 중요한 것은 시간대를 정해두는 거예요. 이를테면 '욕조물에 들어가기 전에 꼭 1분 동안 운동을 해야지!'라고 말이죠.

운동을 했다면 자주 보는 달력에 표시합니다. 달력에 표시가 늘어나기만 해도 뿌듯해지고 동기부여도 더 강해져요. 달력이 운동 표시로 꽉 채워지면 성취감도 생기고요!

사소한 일이지만 의외로 효과가 있습니다. 처음에는 기분이나 동기부여 강도에 따라 쉽게 흔들리지만, 습관이 되면 오히려 운동을 하지 않을 때 기분이 찜찜하고 불안해지는 단계에 들어섭니다.

아무리 훌륭한 운동이나 근육 트레이닝도 꾸준히 하지 않으면 효과가 없어요. 초간단 복근 운동은 누구나 꾸준히 할 수 있고, 하루 1분으로 효과를 얻게끔 설계된 트레이닝입니다. 오늘부터 꼭 시간대를 정해서 도전해보세요.

Q 좀처럼 효과가 나타나지 않아서 불안해요.

A 초간단 복근 운동은 물론 다른 근육 트레이닝이나 운동을 했을 때도 효과가 바로 나타나는 사람이 있고, 그렇지 않은 사람이 있습니다.

근육량과 기초대사량의 차이, 건강하지 못한 생활 습관 등 다양한 요인이 있지만 꾸준히 하면 반드시 효과는 나타납니다. 사람들이 대부분 효과를 보기 전에 그만두기 때문에 실감하지 못할 뿐이에요.

포기하지 말고 분발해보세요.

Q 초간단 복근 운동을 했더니
변을 잘 보게 되었어요.
초간단 복근 운동을 한 덕분일까요?

A 초간단 복근 운동을 하면 복근을 크게 움직이기 때문에 장
마사지 효과도 있어요. 그래서 변비 증상이 개선됩니다.

어느 제약회사에서 실시한 설문 조사에 따르면 남성의
20%, 여성의 30% 이상이 일상적으로 변비를 겪는다고 해
요. 저를 찾아왔던 학생 중에서도 변비로 고생하는 여성이
꽤 많았습니다.

원인은 다양하지만 어쨌든 장운동이 충분하지 못해서 발생
하는 문제이니 변비가 생겼다면 초간단 복근 운동을 적극적
으로 추천합니다.

또 밤에 잠들기 직전 혹은 아침에 일어나서 초간단 복근 운
동을 해보세요. 놀라울 정도로 쾌변을 보게 됩니다.

단 한 번뿐인 인생을
초간단 복근 운동으로 멋지게!

우리가 다이어트를 해야 하는 이유는 많습니다.

"뚱뚱한 내가 싫다."

"볼록 튀어나온 뱃살을 없애고 싶다."

"거울에 비친 내 모습이 보기 싫다."

신체에 콤플렉스를 느끼는 사람이 자기 자신을 좋아하게 되는 방법은 간단합니다.

바로 겉모습을 바꾸는 거예요.

어디를 바꿔야 할까요?

가장 추천하는 부위는 배입니다. 시각적으로나 감각적으로나 변화를 알아차리기

제일 쉽거든요. 배 주변에 변화가 생기고 지금까지 꽉 조였던 바지가 넉넉해지기만

해도 내 몸이 놀라울 정도로 좋아지고, 자신감도 생깁니다.

무리하지 않고 간단하게 변화를 맞이하는 비결은 바로 이 책에서 소개한 초간단 복근 운동이에요. 이 책은 연령과 성별 상관없이 누구나 시간 및 장소에 구애받지 않고 복근을 단련할 수 있도록 구성했습니다. 초간단 복근 운동은 꾸준히 하면 반드시 효과가 나타납니다.

속는 셈 치고 자투리 시간을 활용해서 지속적으로 시도해보세요.

단 한 번뿐인 인생입니다.

내 몸을 좋아할 수 있는 인생과 그렇지 못한 인생 중에서 여러분은 어느 쪽을 선택할 건가요?

이 책을 펼친 여러분이 초간단 복근 운동으로 내 몸을 좋아하게 되고, 건강한 기운으로 가득한 하루하루를 보냈으면 합니다.

— 호시노 고이치

옮긴이 | 문혜원

요가하는 번역가. 가톨릭대학교에서 일어일본문화학과를 졸업하고 글밥아카데미를 수료
했다. 일본 동경갤럭시일본어학교에 재직 중이며 전문 번역가로 활동하고 있다. 옮긴 책으
로는 《하버드식 호흡의 기술》, 《일단 몸에 힘부터 뺍시다》, 《절대 지치지 않는 몸》, 《식사가
잘못됐습니다 2 실천편》 등이 있다.
책 한 권으로 풍요로워진 일상, 건강서 번역을 통해 다지게 된 좋은 습관 등을 인스타그램
(@luna.hw)에 기록 중이다.

나이를 되돌리는
뱃살 다이어트

펴낸날 초판 1쇄 2024년 6월 25일

지은이 호시노 고이치
옮긴이 문혜원

펴낸이 임호준
출판 팀장 정영주
책임 편집 김경애 | **편집** 김은정 조유진
디자인 김지혜 | **마케팅** 길보민 정서진
경영지원 박석호 유태호 신혜지 최단비 김현빈

인쇄 (주)웰컴피앤피

펴낸곳 비타북스 | **발행처** (주)헬스조선 | **출판등록** 제2-4324호 2006년 1월 12일
주소 서울특별시 중구 세종대로 21길 30 | **전화** (02) 724-7648 | **팩스** (02) 722-9339
인스타그램 @vitabooks_official | **포스트** post.naver.com/vita_books | **블로그** blog.naver.com/vita_books

©호시노 고이치, 2024

ISBN 979-11-5846-419-6 13510

비타북스는 독자 여러분의 책에 대한 아이디어와 원고 투고를 기다리고 있습니다.
책 출간을 원하시는 분은 이메일 vbook@chosun.com으로 간단한 개요와 취지, 연락처 등을 보내주세요.

비타북스는 건강한 몸과 아름다운 삶을 생각하는 (주)헬스조선의 출판 브랜드입니다.